临床哲学思维

刘 虹 著

东南大学出版社
·南京·

图书在版编目(CIP)数据

临床哲学思维/刘虹著. —南京:东南大学出版社,
2011.4
　ISBN 978-7-5641-2644-5

　Ⅰ.①临… Ⅱ.①刘… Ⅲ.①医学-思维方法 Ⅳ.
①R-05

　中国版本图书馆 CIP 数据核字(2011)第 019716 号

临床哲学思维

著　　者:刘　虹
出版发行:东南大学出版社
出 版 人:江建中
社　　址:南京四牌楼2号　邮编210096
电　　话:(025)83793330　(025)83362442(传真)
网　　址:http://www.seupress.com
电子邮件:press@seu.edu.cn
经　　销:全国各地新华书店
印　　刷:江苏兴化印刷有限公司
开　　本:700 mm×1 000 mm　1/16
印　　张:16 印张
字　　数:296 千字
版　　次:2011年4月第1版　2011年4月第1次印刷
书　　号:ISBN 978-7-5641-2644-5
定　　价:32.00元

本社图书若有印装质量问题,请直接与读者服务部联系。
电话(传真):025-83792328

《大医学术文库》编委会名单

（排名不分先后）

杜治政	《医学与哲学》杂志主编
张大庆	北京大学医学人文研究院院长
孙慕义	东南大学人文医学系教授
高兆明	南京师范大学应用伦理学研究所所长
赵明杰	《医学与哲学》杂志副主编
王　虹	南京医科大学第一附属医院院长
鲁　翔	南京医科大学第二附属医院院长
丁义涛	南京鼓楼医院院长
潘淮宁	南京第一人民医院院长
易学明	南京军区总医院院长

选题策划：刘　虹　刘庆楚

目 录

生命变奏——正常与异常

一、语词学的诠释 ································ 2
  (一)正常和异常的概念 ···················· 2
  (二)正常和异常的标准 ···················· 2
  (三)正常和异常的判定 ···················· 2
二、医学的解读 ································ 3
  (一)躯体的正常和异常 ···················· 3
  (二)心理的正常和异常 ···················· 5
  (三)社会适应的正常或异常 ················ 7
三、医学哲学的反思 ···························· 7
  (一)淡化敌意 ···························· 7
  (二)洞悉局限 ···························· 7
  (三)两极相通 ···························· 8

追根溯源——病因与诱因

一、病因的探究 ································ 12
  (一)病因因果联系 ························ 12
  (二)病因一般类型 ························ 13
二、病因判定的逻辑方法 ······················ 18
  (一)简单枚举法 ·························· 18
  (二)穆勒五法 ···························· 19
三、诱因的分析 ································ 26
  (一)疾病的居间联系 ······················ 26
  (二)中介环节的类型 ······················ 27
  (三)机制和对策 ·························· 28

思维路标——典型与非典型

一、典型症状与非典型症状 ······································ 32
  （一）典型与非典型的一般含义 ···························· 32
  （二）典型与非典型的医学内涵 ···························· 32
  （三）典型症状 ·· 32
  （四）非典型症状 ·· 32

二、典型疾病与非典型疾病 ······································ 33
  （一）典型疾病 ·· 33
  （二）非典型疾病 ·· 33
  （三）典型病例与非典型病例 ······························ 33

三、典型症状、疾病和病例的相对性 ···························· 34
  （一）典型症状、疾病和病例相对性的表现 ················ 34
  （二）学习典型与非典型范畴的意义 ······················· 36

防范未然——原发与并发

一、三组相关概念 ··· 40
  （一）原发、并发和继发 ··································· 40
  （二）病和症 ·· 40
  （三）原发病、合并病、继发症和并发症 ·················· 40

二、三类制约因素 ··· 41
  （一）生物性制约因素 ····································· 41
  （二）医源性制约因素 ····································· 42
  （三）心理制约因素 ······································· 42

三、并发症的类型和作用 ·· 43
  （一）并发症的类型 ······································· 43
  （二）并发症制约因素的作用 ······························ 44

四、并发症防治的思维方法 ····································· 46
  （一）主动性和整体性辩证统一的预防思维 ··············· 46
  （二）重点论和两点论辩证统一的临床思维 ··············· 47

第一印象——首发症状

一、首发症状的常见类型 ··· 50
　（一）常见首发症状 ··· 50
　（二）可见首发症状 ··· 50
　（三）偶见首发症状 ··· 50
　（四）特异性首发症状 ··· 51
　（五）非特异性首发症状 ··· 51
二、首发症状的临床意义 ··· 51
　（一）提示早期诊断决策信息 ··· 52
　（二）提示疾病内在特征 ··· 52
　（三）提示病灶发生部位 ··· 53
　（四）提示发病病理机制 ··· 53
　（五）提示疾病发展预后 ··· 53
　（六）提示鉴别诊断要点 ··· 54
三、首发症状的复杂性征 ··· 54
　（一）无特异性 ··· 54
　（二）不典型 ··· 55
　（三）表现多样 ··· 55
　（四）内外混淆 ··· 56
　（五）形神错位 ··· 56
　（六）首发并发 ··· 56

众里寻他——特殊病征与一般病征

一、特殊病征和一般病征内涵特征 ····································· 60
　（一）特有与共有 ··· 60
　（二）充分与必要 ··· 60
　（三）差异与统一 ··· 60
二、特殊病征的绝对性和相对性 ······································· 61
　（一）特殊病征的绝对性 ··· 61
　（二）特殊病征的相对性 ··· 62
三、一般病征的条件性与整合性 ······································· 63

（一）一般病征作为诊断依据的条件性 …………………………… 63
（二）一般病征在诊断过程中的整合性 …………………………… 63

潮生潮落——疾病过程

一、疾病过程的内涵和本质 ………………………………………… 66
　（一）概念和要素 …………………………………………………… 66
　（二）特征和本质 …………………………………………………… 66
二、疾病过程的阶段和方向 ………………………………………… 66
　（一）量变—质变阶段 ……………………………………………… 67
　（二）局部—整体阶段 ……………………………………………… 69
　（三）可逆—不可逆方向 …………………………………………… 70
三、疾病过程的动力和结局 ………………………………………… 70
　（一）矛盾的发生与解决 …………………………………………… 70
　（二）对比和结局 …………………………………………………… 71
四、疾病过程的认识和意义 ………………………………………… 72
　（一）认识疾病的特殊矛盾 ………………………………………… 72
　（二）把握疾病的动态发展 ………………………………………… 72
　（三）实施动态诊断 ………………………………………………… 73

山重水复——疾病复杂性

一、生命和疾病是复杂的 …………………………………………… 76
　（一）生命的复杂性 ………………………………………………… 76
　（二）疾病的复杂性 ………………………………………………… 77
二、疾病的复杂征象 ………………………………………………… 80
　（一）无症状现象 …………………………………………………… 80
　（二）疾病的假象 …………………………………………………… 83
　（三）诊断、治疗和疗效及其复杂关系 …………………………… 85
三、疾病复杂性研究方法的思考 …………………………………… 85
　（一）变换思维方式 ………………………………………………… 86
　（二）更新理论和方法 ……………………………………………… 86

知同求异——个体差异

一、没有两片完全相同的树叶 ··· 90
    （一）先贤的睿智 ··· 90
    （二）人类基因组计划揭秘天书 ································· 90
二、个体差异复杂的表征 ··· 92
    （一）生物学表征 ··· 92
    （二）心理学表征 ··· 95
    （三）社会学表征 ··· 97
三、个体差异的医学哲学属性 ··· 98
    （一）病人个体差异的绝对性 ···································· 98
    （二）个体差异的相对性 ··· 99
    （三）个体差异的实践性 ·· 100

如履薄冰——拟诊与确诊

一、拟诊的建立 ·· 106
    （一）拟诊的内涵和价值 ·· 106
    （二）拟诊的方法和途径 ·· 107
二、确诊的要求 ·· 114
    （一）拟诊向确诊的转化 ·· 114
    （二）确诊形成的核心要素 ······································ 116
三、并非终结的认识 ·· 117
    （一）掌握相对真理 ·· 117
    （二）走向绝对真理 ·· 117

上工医病——早期诊断

一、上工救其萌芽的追求 ·· 120
    （一）"三早"的目标 ··· 120
    （二）早期诊断的界定 ··· 120
    （三）早期诊断的基本形式 ······································ 121
    （四）早期诊断的价值定位 ······································ 124
二、早期诊断的技术和制约因素 ······································· 127

（一）早期诊断技术的沿革和作用 …………………… 127
　　（二）早期诊断技术的转变和意义 …………………… 129
　　（三）早期诊断的制约因素 …………………………… 131
三、早期诊断思维误区和认知节点 ………………………… 136
　　（一）思维误区 ………………………………………… 136
　　（二）认知节点 ………………………………………… 138

阴晴圆缺——误诊

一、误诊：对疾病认识的必经环节 ………………………… 148
　　（一）认识论的分析 …………………………………… 148
　　（二）误诊的断定 ……………………………………… 149
二、误诊的基本原因 ………………………………………… 151
　　（一）重要的客观原因 ………………………………… 152
　　（二）重要的主观原因 ………………………………… 153
　　（三）思维方法原因 …………………………………… 153
三、减少和避免误诊的基本方法 …………………………… 155
　　（一）深入实践是减少和避免误诊的首要前提 ……… 155
　　（二）广积知识是减少和避免误诊的基本途径 ……… 156
　　（三）善于思考是减少和避免误诊的关键手段 ……… 156
　　（四）从善如流是减少和避免误诊的重要条件 ……… 157
　　（五）尊重实践是减少和避免误诊的根本措施 ……… 157

共同愿景——治疗目的与治疗手段

一、多维度的思索 …………………………………………… 160
　　（一）基本内涵的限定 ………………………………… 160
　　（二）研究维度的划分 ………………………………… 160
　　（三）治疗手段的思考 ………………………………… 161
二、多方面的关联 …………………………………………… 164
　　（一）相互规定与制约 ………………………………… 164
　　（二）相互渗透与转化 ………………………………… 165
三、多向量的选择 …………………………………………… 166
　　（一）类别与过程 ……………………………………… 166

（二）比较与选择 ·· 167
　　（三）一致与背离 ·· 168

选择智慧——治疗决策

一、治疗决策中的一般问题 ·· 172
　　（一）深究决策依据 ·· 172
　　（二）明确治疗目标 ·· 172
　　（三）坚持疗效优化 ·· 172
　　（四）强调安全第一 ·· 172
　　（五）注意条件约束 ·· 173
　　（六）注重时效原则 ·· 173
　　（七）突出救治重点 ·· 173
　　（八）减损方案危害 ·· 173
　　（九）分析失悔程度 ·· 174
　　（十）了解敏感阈值 ·· 174
二、治疗决策的基本原则 ·· 175
　　（一）整体联系的目标治疗原则 ···································· 175
　　（二）心身统一的综合治疗原则 ···································· 175
　　（三）个体化治疗原则 ·· 176
　　（四）治疗决策的效益原则 ·· 176
三、最优化治疗方案 ·· 177
　　（一）个体化治疗方案的人文特征 ·································· 177
　　（二）个体化治疗方案的科学特征 ·································· 178

无影灯下——治疗三题

一、治愈与自愈 ·· 182
　　（一）强大的自愈能力 ·· 182
　　（二）治愈是不可忽视的 ·· 182
　　（三）重视自愈能力的保护 ·· 182
二、治病与致病 ·· 183
　　（一）人体、药物和致病因子 ······································ 183
　　（二）适用范围和使用禁区 ·· 186

（三）合理用药 …………………………………… 188
三、不治与可治 ……………………………………… 189
　　（一）不治之症的相对性 ………………………… 189
　　（二）促使不治之症向可治之症的转化 ………… 190
　　（三）防止可治之症向不治之症转化 …………… 192

歧途三辩——过度医疗

一、歧途之误 ………………………………………… 194
　　（一）过度医疗之祸害 …………………………… 194
　　（二）过度医疗之流行 …………………………… 194
　　（三）过度医疗在美国 …………………………… 195
二、歧途之由 ………………………………………… 196
　　（一）认知局限 …………………………………… 196
　　（二）利益诱惑 …………………………………… 198
　　（三）市场化机制 ………………………………… 199
　　（四）举证倒置 …………………………………… 200
　　（五）患方期望 …………………………………… 200
　　（六）监管失能 …………………………………… 202
三、歧途之返 ………………………………………… 203
　　（一）坚持公益性质 ……………………………… 203
　　（二）转变治疗观念 ……………………………… 203
　　（三）学会与病共存 ……………………………… 203
　　（四）加强政府监管 ……………………………… 204
　　（五）回归医学人文 ……………………………… 204

神断预后——预后

一、一个古老的话题 ………………………………… 208
　　（一）预后研究的历史 …………………………… 208
　　（二）预后、自然预后、治疗预后 ……………… 209
二、治疗预后的一般制约因子及其意义 …………… 211
　　（一）众多的制约因子 …………………………… 211
　　（二）医学发展成熟度 …………………………… 211

（三）有效诊疗时间窗 ································· 212
　　（三）内在制约因子集 ································· 213
三、预后的改善途径及其前景展望 ························· 215
　　（一）预后改善的途径 ································· 215
　　（二）预后研究展望 ··································· 217

如影随形——医疗差错

一、概念的逻辑研究 ······································· 220
　　（一）逻辑限定 ······································· 220
　　（二）逻辑关系 ······································· 220
　　（三）逻辑辨析 ······································· 221
二、致因的假说分析 ······································· 223
　　（一）点状致因说 ····································· 223
　　（二）线状致因说 ····································· 224
　　（三）网状致因说 ····································· 224
三、诱因的理论探索 ······································· 225
　　（一）概念和作用 ····································· 226
　　（二）分布和关联 ····································· 226
四、管理的思路创新 ······································· 227
　　（一）转换管理的理念 ································· 227
　　（二）深化管理研究 ··································· 228

参考书目 ··· 230

生命变奏

——正常与异常

正常和异常各自有着相对确定的内涵和标准,区分正常和异常是医学思维活动展开的第一步,有着重要的临床价值。但是,区分正常与异常的思维,是一种两极化的思维,即用非此即彼的方式将观察对象一分为二。这种带有人类思维极端化痕迹的方法应用于性质和表现多元化、复杂化、可以从不同的角度去认识的事物,得到的结果可能并不是事物本来的面目。因此,应以辩证的目光看待正常和异常。

一、语词学的诠释

(一) 正常和异常的概念

《现代汉语词典》对正常的解释是："符合一般规律和情况。"一般说来，正常定义是以两种标准为依据的：一个是符合一般规律，另一个是符合一般情况。前者通过对对象进行质的界定来判断，后者通过对对象是否在同类事物中占据大多数来判断。在实践中，特别是对比较复杂的对象，对正常的界定要受到许多条件的制约。

作为和正常相对的概念，异常一般是指"不同寻常"的事物或状态。这种不同寻常，应理解为不符合一般规律或不符合一般情况。这是一个很宽泛的限定，在一些情况下，不同寻常的事物或状态，并不是异常。离开了一定的语境，对比较复杂的事物而言，异常的界定并不容易。

(二) 正常和异常的标准

正常和异常的一般界定通常有四个标准：经验标准、价值标准、文化标准和数值标准。

经验标准。在日常的生活和工作中，人们对正常和异常的区分，常常是凭借自己的生活经验或工作经验。运用经验标准判定正常或异常时，主要是通过感觉、直觉、记忆、类比推理、思维定式等方法，而不是通过严格的程序去论证或实验。因此，经验标准的或然性比较明显。

价值标准。人们的认识过程，总是有意无意地在自己的价值系统内操作，用某种价值尺度来评判对象的好坏优劣、正常异常。随着价值观念的不同，对同一事物正常和异常的界定有差异，甚至会得出截然不同的结论。

文化标准。人们对正常和异常的认识，受到文化环境的制约，在某一文化环境中被认为是正常的，在另一个文化环境中可能被认为是异常的。在同一个社会中，主流文化在区分正常和异常的时候往往占据主导地位。

数值标准。价值标准和文化标准是对对象正常和异常质的描述，也可以称之为质的标准；数值标准是对对象正常和异常量的描述，也可以称之为量的标准。数值标准的方法很多，通常情况下，运用比较多的是统计学方法。

(三) 正常和异常的判定

以上标准可以独立操作，也可以相互组合，其一般结果有三种情况。

广义的正常和异常。采用量的标准判断，正常指同类群体中的大多数；

异常是与正常相比较,指同类群体中的少数,且只指同类群体中所占数量的多少,没有好坏优劣的价值判断。

次广义的正常和异常。采用质的标准和量的标准相结合判断,正常指同类群体中的大多数;异常指同类群体中的少数,且不仅仅指同类群体中所占数量的多少,还有好坏优劣的价值判断。

狭义的正常和异常。正常指同类群体中的大多数;异常指同类群体中的少数。不仅指同类群体中所占数量的多少,还有好坏优劣的价值判断;且隐含着这样的价值判断作为前提:正常的大多数是好的和优的,异常的少数是坏的和劣的。

判定正常和异常遇到的困难,主要来自于个别事物和整体关系的复杂性。讨论正常和异常的话题,需要将正常和异常放在一个适当的语境之中,即不能离开结构、功能、环境、文化、历史的语境,正如恩格尔哈特指出的那样:"异常是在具体的期望境遇中被认为是异常的"。[1]要素是否正常,可以通过其在系统中是否发挥了使系统有序协调的作用来判定;判定其功能的正常与异常与否,可通过系统与环境、个别事物与整体之间相互联结的秩序和约束关系是否协调统一来进行。系统的环境指系统周围所存在的一切与系统发生作用的相关因素的总和,是系统产生、存在与演化的土壤,而且通常包含着众多复杂多变的环境因子。环境的正常与异常,集中表现在能否为系统功能的发挥提供充足的条件。

二、医学的解读

在生物—心理—社会医学模式看来,正常和异常的医学界定包括三个方面,即躯体的正常和异常、心理的正常和异常和社会适应的正常和异常。

(一) 躯体的正常和异常

1. 生物医学的主要内容

在新医学模式问世之前,医学关于正常与异常的研究,主要体现在对躯体正常和异常的研究。从希波克拉底和盖伦开始,一代又一代的医学家为了解和研究正常人体和异常变化付出了极大的心血甚至生命,一部生物医学史可以说是对正常和异常的认识演进史。

文艺复兴时期解剖学的复兴,对人体正常结构的认识完成了一次飞跃。达·芬奇在解剖学上不受权威的羁绊,描出了整个骨骼系统,全部神经腱有秩序地与之相连结、肌肉覆盖其上的正常解剖图。维萨利1543年发表的《人体的构造》是对正常结构研究的划时代的杰作。

血液循环这一正常生理现象的发现,是医学史上最有意义的一页。塞尔维特在1553年出版的《基督教的复兴》一书中提出肺循环的假说。哈维差不多经历了20年的实验,确立了血液循环的理论。他用归纳法安排了一系列的物理示范,证明了血经过静脉回到心脏,并说明那是数学上的必然。

18世纪病理解剖学由于莫干尼的贡献而建立了符合逻辑的体系,使病理学不再是一些孤立的个别的观察的集合体。比夏提出一个重要观点,即在任何器官中,同一种组织的病变本质上相同。魏尔啸杰出的工作,使正常和异常的结构功能观深入到了细胞的层次。

现在,人们的认识已经进入分子医学时代,分子病理学、免疫病理学、分子生物学的飞速发展,人们对正常与异常、健康和疾病的认识更加深入,正在逐渐摆脱旧的静态病理学的缺陷,走向结构、功能和环境相联系,静态和动态相结合的研究道路。

2. 躯体正常和异常的标准

卫生统计学标准。现代医学标记躯体正常与异常的功能参数大多是统计学意义上的阈值范围。依据对特定的人群中某个性状或情况发生的频率的测定,在均数两个标准差以外的,往往被认为是异常的。由于大多数生物学测量不呈正态分布,所以人们常用实际分布中的某个分数表示异常。统计学标准适用于如高血压一类的疾病,如舒张压大于90毫米汞柱便可诊断为高血压。

医学价值标准。临床医生对躯体正常和异常评判,往往依据医学价值标准。这个标准往往同是否有疾病相联系。"有些问题成为医学问题是因为它们被判断为具有负价值。它们被看做病理学问题。它们同哀痛或痛苦联系在一起。"[2]也就是说,把那些有临床意义的、偏离健康的、和疾病甚至死亡相联系的情况叫做异常;反之,即为正常或云"未见异常"。医学价值标准还同是否需要治疗、是否能够治疗相联系。需要且能够治疗的属于异常,不需要治疗的,属于正常。

德国学者耶尔格·布勒说：生命原本就在不断老化，一个人出生后的第17天，血管就已经开始硬化。所以，在生命运转的过程中，"医学进步到不再有人完全健康"是必然的历程。但是，在不健康的情况下，假使没有失去机能，我认为还是正常的。[3]

文化价值标准。在不同的文化和历史条件下，人们断定正常与异常、健康与疾病的标准是不同的。有些问题成为医学问题是由于他们被判断为具有文化意义上的负价值。美国学者恩格尔哈特教授认为"健康和疾病判断的核心是价值判断"。当人们所持有的文化价值观念和目标不同时，正常和异常、健康与疾病的判断就会出现问题。如关于同性恋是否是异常和疾病的问题，不同文化价值的人群观点差异很大。某小岛上全是白化病人，日出而息，日落而作，被称为"月光人"。在他们的观念里，显然这是正常的。

（二）心理的正常和异常

1. 正常心理是一种能力

美国人本主义心理学家马斯洛认为，人的正常心理是人对环境应答的能力，表现为10个方面。

一是要有充分的适应能力，能够适应自己工作、生活、学习的环境；二是要有充分了解自己的能力；三是设置切合实际的生活目标的能力，不要好高骛远，也不要妄自菲薄；四是能与现实环境保持接触的能力，不要逃避不利于自己的环境，要积极参与各种活动，与社会多接触、多融合；五是能保持人格的完整和谐的能力，不断完善自己；六是要具有从经验中学习的能力；七是能保持良好的人际关系的能力；八是建立适度的情绪发泄机制与控制的能力；九是能在不违背集体意志的前提下有限度地发挥个性的能力；十是在社会规范的情况下，满足个人的基本需要的能力。

2. 异常心理是一种偏离

从统计学意义上讲，心理异常是指与某个确定的常模的偏离。许多研究者都把统计上的偏离作为判断心理异常的依据。

心理异常也被理解为是对某一文化常模的偏离。以文化常模为范型要注意以下两点：在某一文化下是"正常"的，但却不一定是好的；某一文化下是不正常的，但却不一定是有害的。科学发展史上不乏这样的例子。

心理异常也被看成是对某种行为准则的偏离,对社会构成了威胁;或是一种古怪的行为或无效的行为。

3. 判断正常心理与异常心理的标准

区别正常心理和异常心理的标准有四种,即:个人经验标准、统计学标准、医学标准和社会适应标准。

个人经验标准。个人经验标准可以从病人和医生两个方面来看。病人通过自己的主观感觉、主观体验,对自己心理的情况会有一个主观评价。从医生的角度来看,医生根据自己的医学经验作为判断被观察者心理正常还是异常的标准。

统计学标准。判断一个人心理正常还是异常,可以以其心理特征偏离均数值的程度来决定。心理异常是一个连续的变量,偏离均数值程度越大,则越不正常。统计学标准是一个量化的标准,大多数人的行为都在这个范围之内。

医学标准。心理异常的表现可以是严重的,也可以是轻微的。据WHO的估计,20%~30%的人有不同程度的心理异常。

第29届世界卫生会议通过的精神障碍分类法,对心理异常标准做了严格的规定。非精神病性心理异常按其严重程度分为:心理问题、心理障碍和心理疾患。所谓"心理问题"是指那些在时间方面具有近期发生而不持久的特点;问题的内容尚未泛化而只局限在引发事件自身;其反应强度不甚剧烈并未严重影响思维逻辑性的心理异常。所谓"心理障碍"是指那些初始反应剧烈、持续时间长久、内容充分泛化和自身有难以克服的精神负担的心理异常。有时由于长期的精神折磨,有人伴有人格缺陷。心理疾患的特点是:蒙受的精神刺激和相对应做出的反应比较强烈,其强度严重干扰了正常思维逻辑,所以往往呈现偏执或人格与行为的偏离。

社会适应标准。人的心理活动与社会环境是密切相关的,人的心理活动的内容也反映了社会的特征,不同时代、不同地区、不同社会文化环境中有着不同的行为规则。在正常情况下,大多数人能够按照社会生活的需要适应环境和改造环境,因此,正常人的行为符合社会准则,并能按照社会的要求和道德规范行事,即其行为符合社会常模,是适应性行为。但由于某种原因而使机体受损,就可能出现不适应社会的行为。如,游泳衣是游泳的时候才穿的,穿到大街上或者上班的时候也穿,则被认为精神异常。

(三) 社会适应的正常或异常

个体的社会适应正常不仅受到个体躯体、心理状况的制约,还受到社会化过程中多种因素制约,诸如:家庭教育、群体关系、社区环境、社会文化、社会风气、婚姻和家庭状况、个人事业的成功、处理人际关系的技术、对社会变迁的适应能力、处理角色冲突和角色脱离的能力等等。正常或异常的社会适应表现在:人际关系协调或人际关系恶劣;有社会责任心或无社会责任心;社会角色扮演尽职或社会角色扮演高频率失败;行为合乎社会规范或行为与社会规范相违背。

三、医学哲学的反思

(一) 淡化敌意

在医学实践中,正常和异常的区分往往被认为是医学思维活动展开的第一步。在许多情况下,这种区分是很重要的。但是,我们要注意到,区分正常与异常的思维,是一种两极化的思维,用非此即彼的方式将观察对象一分为二,忽略了大量中间状态、过渡状态现象的存在。有些对象适合这样划分,而对另一些对象则不一定适合。将这种方法应用于性质和表现多元化、复杂化、可以从不同的角度去认识的事物,往往有悖于其本来面目。

剑桥大学卫生专家梅尔策警告,不要按照基因标记将人类列入"健康"或"生病"的条框里。"基因科学显示,基因组人人各不相同,大家从某些方面来看全都'异常';我们因此被迫返回最基本的层次,深思'正常'这个概念本身是什么意思。姑且不论基因概貌是否另有暗示,但所谓的疾病,应当指患者健康受到干扰或威胁的状态。某些身体现象经诊断明显属于异常,对人却完全无害,所谓的吉伯氏综合征就是一例:只要压力一来,患者的肝酶素就高。人类的基因组当中,很多变体就像吉伯氏综合征一样,或许有学术研究价值,但对健康毫无影响。[4]

在某种意义上说,人的生命过程就是正常和异常的变奏曲,没有必要在任何情况下,都用充满敌意的目光去审视异常。

(二) 洞悉局限

为了减少人类极端思维方式狭隘所造成的弊端,医学认识主体对区分正常和异常方法的相对性应有充分的了解。如统计学的方法界定正常和异常的相对性表现在：第一，用统计学界限（如95%）划分正常和异常，得到的结果之一是所有疾病的患病率都是一样的，显然，这不是事实本来的面目。第二，统计学意义上的异常的程度和临床疾病的严重程度之间的关系并不稳定；有的病人所测得的数值是在正常值范围内，但他们确实是患者；还有一些"实验室检查，其数值的整个范围（从低到高）都和疾病的危险有关系。如对血清胆固醇来说，从'正常低值'到'正常高值'的范围，发生冠心病的危险几乎增加了3倍"。[5]第三，统计学的正常和异常的划分，对于某些具有个体差异的病人，很难正确揭示其真实状态。

(三) 两极相通

结构与功能的正常和异常，无论是就躯体、组织、细胞、基因哪一个层面而言，都是生命体内部的两极状态，它们相互之间存在着内在的联系，在一定条件下向着自己的对立面转化。

18世纪末的医学认为癌症的发生与患者的生活方式有关。伦敦医生珀西瓦尔·波特1775年首次揭示了阴囊癌和工作环境的关系。随后的100多年间，医学越发坚信，在肿瘤的发生中，异己的、消极的、不正常的行为方式、生活习惯或生活环境扮演着重要角色。19世纪下旬，科赫和巴斯德的发现，将医学审视病因的目光锁定在特殊的、偶然的、外在的因素之上——细菌和病毒。

1970年毕晓普同H.E.瓦尔默斯合作，着手验证这样一个假说——正常体细胞里也有一些静止的病毒癌基因，一旦被激活，它们可以致癌。用已知可以在鸡中致癌的劳斯肉瘤病毒作为实验材料，他们发现，在健康细胞中也存在一个基因，其结构同病毒中的致癌基因相似。1976年他们发表了他们的发现，声称病毒是由正常细胞得到这个致癌基因。病毒感染细胞并开始复制时，它把这个基因整合到自身的遗传材料中去。以后的研究还表明，这样的基因可通过几种方式致癌。甚至没有病毒的参与，这种基因也可被某些化学致癌物转化，成为造成细胞不受限制地增生的形式。毕晓普因与H.E.瓦尔默斯一起阐明癌症起源的机理，说明了位于细胞核内的原癌基因正常情况下是不活跃的，不会导致癌症；当受到物理、化学、病毒等因素的刺激后被激活，成为致癌基因，即原癌基因被激活后转化为致癌基因的复制过程，并发现动物的致癌基因不是来自病毒，而是来自动物体内正常细胞内所存在的一种基因——原癌基因,因而荣获了1989年诺贝尔生理或医学奖。

美国微生物学家毕晓普和瓦尔默斯研究癌症起源的工作,引发了一场革命:正常与异常之间在一定条件下的转化,印证了一条古老的哲学命题:两极相通。

注释:

[1] 恩格尔哈特著,范瑞平译:《生命伦理学基础》,北京:北京大学出版社,2006年,第199页

[2] 恩格尔哈特著,范瑞平译:《生命伦理学基础》,北京:北京大学出版社,2006年,第204页

[3] [德]耶尔格·布勒希著,张志成译:《疾病发明者》,海口:南海出版公司,2006年,第2页

[4] [德]耶尔格·布勒希著,张志成译:《疾病发明者》,海口:南海出版公司,2006年,第160页

[5] 罗伯特,H.弗莱彻著,周惠民主译:《医学的证据》,青岛:青岛出版社,2000年,第45页

追根溯源
——病因与诱因

分析疾病的因果联系,寻找和去除疾病的诱因,是临床思维最重要的环节之一。医学的进步,很大程度上体现为病因解释模式的进步;体现为对疾病因果转化规律把握的进步;体现为病因的分析方法和验证方法的进步;体现为对疾病诱因的认识水平和干预能力的进步。

一、病因的探究

(一) 病因因果联系

1. 解释模式的历史演进

病因探究的本质,是寻找和分析疾病的因果联系。在中医学和西医学发展的历史过程中,随着人们对疾病因果关系认识的不断深化,形成了各种不同的病因解释模式。

《黄帝内经》的病因解释模式建立在阴阳两个方面的协调关系之上,认为"阴平阳秘"是正常的生理过程,阴阳失调是基本病因。对于中医学而言,这一病因解释模式一直延续至今。西医学的病因解释模式从希波克拉底开始,经历了一个发展过程。希波克拉底的病因解释模式是以他的"四体液学说"为基础的,他认为营养和环境因素导致体液失衡,体液失衡是疾病的原因。体液失衡病因解释模式是19世纪60年代以前西医学占主导地位的病因学说。在这之后,巴斯德等人在实验验证和临床验证的支持下,确立了针对感染性疾病的病菌学说,这一病因解释模式代替了"体液失调"的病因解释模式。20世纪上半叶,医学家们揭示了如维生素等营养物质的缺乏和疾病的因果关系,提出了针对营养性疾病的"营养物质缺乏"病因解释模式。20世纪50年代,医学家发现,当人体的免疫系统过度激活时,会攻击受它保护的机体。这类疾病被称之为自身免疫性疾病,由此而产生了一种新的疾病解释模式。20世纪80年代,分子遗传学的发展,提供了分子遗传学疾病解释模式,认为DNA的突变是单基因、多基因和肿瘤等疾病的病因。20世纪90年代以后,关于多因素相关性疾病的病因解释模式逐渐成熟起来,并用以解释像动脉粥样硬化、高血压、癌症、糖尿病等用单一病因难以解释的疾病。[1]

这些病因解释模式有的适用于某类疾病如自身免疫性病因解释模式;有的适用于一组具有某些共同特征的疾病,如多因素相关性疾病病因解释模式。这说明了疾病因果联系的复杂性,人们对它的认识需要一个过程。

2. 疾病的因果关系

病因与疾病之间的关系是因果关系。引起某病的原因是病因,疾病是被病因引起的结果。病因和疾病之间的关系是引起和被引起的关系。所以，病因总是在先，疾病过程总是在后。病因和疾病的联系是必然、客观的、普遍的，是疾病发生发展的基本规律之一。如细菌感染引起炎症，肺炎球菌引起肺炎，肝炎病毒引起肝炎，腹膜炎症引起腹肌紧张，冠状动脉缺血引起心绞痛、心肌梗死，性格内向、受过精神创伤的人易患癌症，成百上千种疾病的原因是基因异常改变的结果等等。

任何疾病都是由一定的原因引起的，没有病因的疾病是根本不存在的。由于目前科学水平的限制，对某些疾病的因果联系尚不清楚，但不等于没有病因。随着医学科学的发展，医疗实践的深入，对这些病因不明的疾病的认识会不断深化，从而探明其因果关系。

3. 疾病的因果转化

在一定条件下，病因和疾病可以发生转化。一定的病因产生一定的疾病，这个疾病反过来又影响病因的发展变化。不能孤立地静止地看待病情发展变化中各因素之间的因果关系，而应看到各种因素之间的互为因果、互相影响的互动关系。在疾病的发展变化和治疗过程中，因果关系的转化并不是简单的交替，而是一种螺旋式运动。其方式有两种：其一，循环加重，即恶性循环，使病情向着坏的方向发展，结果病情恶化，甚至死亡；其二，循环减轻，即良性循环，病情向着好的方向发展。

掌握疾病发生发展规律，就得掌握因果转化规律，把握促进疾病因果转化的条件，这对于疾病的防治有着重要意义。可以说，缺乏促使因果转化的条件，疾病的发生发展就谈不上什么因果交替、螺旋式发展。在临床实践中，有效阻断疾病的因果转化条件发挥作用，预防疾病向坏的方向发展；同时创造条件调动机体代偿机能，采取正确的医疗措施，促使机体向好的方向发展。这是治疗疾病的基本原则。

(二) 病因一般类型

人体是一个远离平衡态的开放系统，时时刻刻要和环境发生能量交换，而人类生存基本条件中的各种要素，在一定条件下都可能转化为威胁健康的致病因子。

1. 无条件致病因子和条件致病因子

所谓无条件致病因子，是当致病因子作用机体时，不受机体感受性的影响，必然引起疾病的一类致病因子。其引发疾病的情况如高温引起烧伤、切断运动神经引起的麻痹、结扎肾血管引起的肾坏死。所谓条件性致病因子，是当致病因子和一定的条件相结合时才引起疾病的一类致病因子。例如变应元、致病微生物、过强过久的心理应激等。机体具有抵抗这类病因的防御机制,诱发或加强这些机制能消除或减弱它们的致病作用。条件性致病因子在致病因子的总数中占绝大多数。由条件性致病因子引起的疾病,其发生、发展过程比较复杂,是疾病内因和疾病外因综合作用的结果。

2. 特异性病因与非特异性病因

所谓特异性病因,是指引发某种特定疾病、特定症候群和特定疾病过程的致病因素,如细菌、病毒、原虫等病原体。所谓非特异性病因,是指没有某种特异性病原体参与而引发疾病的致病因素,如心理应激、某些遗传因素、环境因素、心理因素和社会因素等。

自19世纪中叶以来,特异的细菌或微生物侵入人体导致疾病发生的现象,受到人们的高度注意。特异性病因观念,就是随着菌原说的确立而形成的。特异性病因观念在医学发展史上,产生了重要作用。在诊断上,特异性病因观念促使病因诊断的概念得到了确立;病原菌的分离、特异性免疫学试验及变态反应等诊断方法得到了应用。在疾病的防治中,特异性病因观念改变了以前只是使用一般对症治疗的状况,推动了针对各种病原菌的特效药物的研究。到20世纪30、40年代,人们弄清了结核、伤寒、急性呼吸道感染等传染病的致病原因并发现了青霉素等特效抗生素,开创了对因治疗的新局面,从根本上改变了传染病死亡率极高的情况。特异性病因观念还促进了无菌术的发明和应用,降低了伤口的感染率,促进了外科手术的发展。特异性病因观念使人们认识到,由于致病菌的性质不同,疾病过程中病理损害和临床表现就不同,从而加深了对疾病的认识。

在看到特异性病因观念积极意义的同时,还应该注意到这一观念存在的消极意义。特异性病因观念把机体看成是各种外因作用的被动场所,因此在治疗中过分强调消除病因,往往导致产生不良的副作用;特异性病因观念认为一种病原体只能引起机体产生特异性疾病,不能解释疾病发生过程中许多复杂现象。由于特异性病因概念具有片面性和简单直线性的缺点,已不能指导对癌症、心血管病等疾病病因的研究,这就提出了更新原有的病因观念的要求。

20世纪以来,巴甫洛夫的高级神经学说和塞里的应激学说,开始探讨大脑皮层和体液机制在发病和抗病中的作用。发现在急性感染、烧伤、创伤等不同病理刺激下,都出现相同的应激状态。因此,在疾病过程中既包括病原体引起的特异性损害,又包括应激等因素所造成的非特异性损害。免疫学的发展进一步说明,过去认为完全取决于病原体的各种传染病,只是在免疫功能低下时才会造成疾病。同时机体的遗传因素、外界致病因素中物理和化学环境以及社会心理因素对疾病的发生有着直接和间接的影响。这些都不是特异性病因学说可能概括的。临床上有些疾病,如原发性高血压等,长期找不到特异性病因,是因为在复杂的疾病过程中,疾病的原因常常是多因素的或者是综合性的,或者就是非特异性的。英国流行病学家弗里德曼提出了疾病因果网络模型,反映了疾病因果联系的复杂性。病因因果网络模式的主要特点是:

第一,病因不是单因素而是多因素,包括人体和环境的各种因素。人体因素不仅有生物学因素,而且有精神因素;环境因素不仅有自然因素,而且有社会因素。疾病是由各种因素协同作用的最后结果,这就避免了单因论的片面性。

第二,因果网络中不同因素之间,不仅有纵向联系,而且有横向联系,表现出各因果链之间的互为因果关系;各种因素不仅有直接联系而且有间接联系。疾病是因果网络上各条因果链在发展过程中相互转化的最后结果,经历了较长的发展过程,中间有很多"中介"链。这就避免了简单直线式的因果决定论。

第三,最初的因果链和最后的结果之间,可以是必然联系,也可以是偶然联系。虽然有最初的因果链,但由于疾病在发展过程中可以和不同的因果链相互作用而引起不同的结果,这就避免了机械因果决定论。

特异性病因观念和非特异性病因学说的关系分析。第一,适应不同的医学模式,肩负不同的历史使命。特异性病因观念是在特定的历史条件下,在生物医学模式的影响下形成的。特异性病因观念的形成,对人类控制传染病产生了重要的作用。可以说,特异性病因观念是第一次卫生革命取得胜利的理论基础。非特异性病因学说的形成,是在特异性病因观念的基础上,随着疾病谱的变化而逐步形成的,它是人们对现代疾病发病机理认识的基本点,对生物—心理—社会医学模式的产生有一定的理论影响,对当前的临床实践具有指导意义。第二,体现不同的基本倾向,渗透不同的思维方法。特异性病因观念的基本倾向是从特定的、一元的角度去解释和揭示病因,体现着分析的、还原的思维方法;非特异病因学说的基本倾向是从不定的、多元的角度去解释和揭示病因,渗透着综合的、系统的思维方法。第三、承担共同的研究任务,发挥高效的互补作用。特异性病因观念和非特异性病因学说都是关于病因的理论,都以研究并阐发疾病的发生原因为己任。而且,在一定时间内,传染病等适应于特异性病因观念的病种和心脑血管疾病等适应于非特异性病因学说的病种将长期并存。因此,两种学说都有自己的适应对象,并且可以产生互补共进的效应。

3. 外部病因和内部病因

外部致病因素的作用是疾病过程的条件。外部致病因素是疾病发生的条件,它对疾病的性质、范围大小、进程快慢及严重程度等均有重要影响。外部致病因素包括自然因素和社会因素两个方面。

致病的自然因素主要包括生物因素、物理因素、化学因素、饮食因素及其他因素。社会致病因素可来自经济、政治、思想、文化、教育、道德、宗教、职业、家庭等许多方面。经济上的贫困、失业、破产、受罚、被劫;政治上的受压、被诬、败诉、冤狱、动乱、战争;职业上过劳、高度紧张、受排挤;思想意识上的冲突,遭受批判;文化落后、迷信、愚昧;社会风气腐败、道德水平低下、精神空虚、酗酒、吸毒;家庭不和、婚姻受挫、亲人死亡等等,都可以间接和直接在精神上、心理上、身体上造成创伤,损害健康,发生疾病。社会致病因素对于疾病的发生发展有着很大影响;正日益受到人们重视,因为自然因素对人体的作用往往要受到社会因素的制约。

外部致病因素在疾病过程中起着相当重要的作用,具体表现在:第一,外部致病因素是决定疾病是否发生的条件之一,没有这些外部因素,相应疾病不会发生。如没有破伤风杆菌的存在,即使有皮肤破溃的情况,也不会患破伤风。第二,外部致病因素是决定疾病的轻重缓急程度的条件之一。外部致病因素的数量和强度不同,疾病的程度和状态也往往不同。第三,外部致病因素是决定疾病症状表现的条件之一。不同的外部致病因素,引起的症状、体征不少情况下是不同的,这也是探察病因的途径之一。第四,外部致病因素在某种情况下,决定疾病的性质和结局。例如,在当前的情况下,狂犬病毒侵入导致发病,死亡率几乎为100%。

外部致病因素发生作用的途径主要有:第一,通过细胞膜发生作用。在致病因子的作用下,细胞内 cAMP/cGMP 比值异常,细胞膜或细胞浆受体的改变，终将破坏细胞的结构与功能。例如X线作用于人体细胞引起的放射病。第二，通过体液成分的改变。在致病外部因素的作用下，人体体液成分如神经递质（去甲肾上腺素、乙酰胆碱等）和激素水平发生变化，从而导致疾病过程。第三，通过精神神经反应。人体是一个统一的机体，必然对局部的致病因素发生反应。例如寒冷可以引起冠状动脉痉挛，诱导心绞痛发作；强烈的精神刺激能导致病人虚脱。

机体内部因素的状况是疾病过程的根据。致病外部因素因必须通过机体内部因素才能起作用，人体在一定质和量的致病因素的作用下是否发病，最根本的因素是取决于人体内的抗病能力。这是疾病发生的内因。所谓机体的内部因素，可分为生理和心理两个方面，其中生理方面包括受遗传因素制约的人体对疾病的感受性、防御机能和遗传等因素。

第一，人体对致病因素的感受性是导致机体发病的内在根据之一

人体可被某些病原体感染却不为另一些可以使其他动物致病的病原微生物所感染；同样，可以使人感染的病原体却不一定能使其他病原体感染，这是有其遗传学依据的。人类对白喉毒素很敏感，而白喉毒素却不能使小白鼠患病。这是因为人类细胞内存在白喉毒素受体，形成这些受体的基因是在人的第五对染色体上。

第二，人体的防御功能与疾病过程有密切关系

人体有整套的抗病机能，包括非特异性免疫和特异性免疫机制。这是某些致病因素虽然可以使机体感染，但人却不一定生病的内在原因之一。非特异性免疫系统包括：①屏障结构。内外屏障功能受损或减弱时，则有利于致病因子的侵入而引起疾病。②吞噬细胞的吞噬和杀菌作用。③其他正常体液及组织中的抗微生物物质，如补体、干扰素、溶酶菌碱性多肽等。特异性免疫系统包括细胞免疫和体液免疫。这是抗原刺激下人体产生的一种具有针对性的免疫应答，主要是通过T淋巴细胞、B淋巴细胞的活动来实现的。此外，人体还通过肝脏、肾脏的分解、转化或结合的方式解毒。当这些功能受损时，机体易发生中毒。呼吸道的纤毛运动、胃和肾的排泄功能也参与构成人体的防御系统。

人体对疾病的防御功能还受到多种因素的影响：内分泌功能状态，如糖尿病病人因胰岛素不足，易发生严重的化脓感染和结核病；年龄性别和营养状态，如小儿易患呼吸道和消化道疾病，这是由其解剖生理特点和防御机制

发育不完善所决定的;而老年人易患癌症,这可能与长期受到致癌剂的作用和免疫机能减退有关;植物性神经功能的协调性,如婴幼儿由于神经系统功能发育不完善,热调节能力较差,易出现高热惊厥;一些妇女的更年期阶段,由于促性腺激素分泌增多以及植物神经功能紊乱,可出现更年期综合征;畸形,如先天性多囊肾、先天性输卵管狭窄、先天性心脏病等等,由于脏器的解剖结构异常,使其不能执行正常的功能而致病。

疾病过程是外部致病因素和机体内部因素相互作用的结果。

致病外部因素通过机体内部因素起作用的方式是多样的。一种情况是,当致病因素数量多,强度大,而机体抵抗力衰弱,不能清除致病因素,机体内组织细胞不断遭到破坏而使功能发生障碍时,致病外因通过内因发生作用。如脓毒血症,因大量的病原菌及较强的毒素作用于机体,临床表现为高热、衰竭、休克等。另一种情况是,当致病因素作用强,而机体的免疫反应也过于强烈,导致组织的损害而致病,致病外因通过内因发生作用。例如肺炎双球菌在青年健康人身上可造成大叶性肺炎。双方势均力敌剧烈对抗,形成临床上高热、肺实变等临床实症表现。第三种情况是,外部的致病作用的力量小于机体内部抗病能力,疾病过程向痊愈的方向转归。以上分析说明,内因和外因之间的反应强度是十分重要的,不足或过度都会使机体失去平衡而导致疾病,并由于程度不同而使病症复杂多变。

二、病因判定的逻辑方法

(一) 简单枚举法

有一位奥地利医生,看见儿子睡觉时眼珠在转动,他推测儿子睡眠中眼球转动可能是在做梦。为了证实这一推论,他又观察了睡眠中妻子和其他人。果然发现睡梦和眼球转动的联系。这位奥地利医生使用的方法是简单枚举法。

由某类事物中已观察到的对象都有某种属性而推出该类事物有此属性的方法,是简单枚举法。其公式是:

S_1 是 P

S_2 是 P

·

·

———————————

所以所有的 S 都是 P

简单枚举法的可靠性取决于所枚举的某类事物中事例的数量,且无相反事实。枚举的数量越少,就越容易犯"以偏概全"或"轻率概括"的错误。

(二) 穆勒五法

穆勒五法包括求同法、求异法、求同求异并用法、共变法、剩余法。

1. 求同法

2002年9月14日凌晨,在南京市江宁区汤山镇打工的民工田山、吴明盟在路边饮食摊各买了3个烧饼、一碗豆浆,吃完早点后,他俩坐在条凳上说了两三分钟话,然后起身,没走出10米远,两人出现恶心、呕吐,继而倒地四肢抽搐,不省人事而被送往所在地医疗单位——解放军83医院急救。值班医生相继接待了几个症状相同的患者,立即询问早餐的来源和品种。得知不同的患者的早餐都来自于同一家早餐店时,医生当即判断是集体食物中毒……

如果某一现象出现在几种不同的场合,而这些场合里只有一个条件是相同的,就可以推断这个相同的条件是产生这一现象的原因。求同法的临床应用及公式:所研究的疾病在不同条件下都具有某种相同的因素,那么,这种因素就可能是病因。

例	情况	结果
1	ABCD	e
2	ABC	e
3	ABEF	e
4	ADF	e

结论:因素 A 有可能是结果 e 的原因

误用求同法有两种情况:一种是将某种假象特别是多次出现的假象误认为是某些现象的原因;另一种是对多因一果的现象只注意到其中一种原

因而贸然得出结论说是唯一原因。

2. 求异法

100多年前,一艘远洋帆船在旅途中遇到了风暴,船上的水果和蔬菜早已吃完了,水手们患上了严重的坏血病。但是,5名中国船员却安然无恙。随船医生经过细致观察,发现中国船员和外国船员只有一项活动有差异,就是中国船员的饮料是茶,而外国船员的饮料是咖啡。

如果某种现象在第一个场合出现,在第二个场合不出现,在这两个场合只有某一个条件不同,那么,这个条件就是这种现象的原因。求异法的临床应用及公式:如果两组人群的发病率有明显差异,而两组人群在某种因素上也有差别,那么,这种因素就有可能是病因。

例	情况	结果
1	ABC	e
2	BC	—

结论:因素A有可能是结果e的原因

在临床医生认识疾病的思维过程中,无论是病因的推断、病机的揣测、病变程度、范围、部位等的诊断、诊断假说的提出等,都离不开求异法的运用。求异法的结论比求同法的结论可靠。因为求同法只考察被研究对象出现的场合,而求异法却把被研究对象出现的场合和不出现的场合结合起来考察。有某种情况就有某种现象,没有某种情况就没有某种现象,这一点恰好反映了客观事物因果联系的特征。因此,结论相对可靠。但在实际运用中还要注意两点:

第一,要弄清楚两个场合的不同情况是否只有一个。如果还有其他情况未被发现,那么,这个不同情况可能就是被研究对象的真正原因。

第二,要弄清楚两个场合唯一不同的情况是被研究对象的部分原因还是整个原因。否则,同样会以偏概全,得出不符合实际或者不确切结论。

3. 求同求异并用法

孙思邈在偏远山区行医发现那里的穷人易患雀目病,而富人却没有这种现象。孙思邈认为,可能是穷人们和富人们的饮食和营养造成了这种穷人和穷人相同,富人和富人相同,穷人和富人不相同的状况。

如果在被研究的现象存在的几个场合中,都有一个共同的条件存在,而在被研究的现象不存在的几个场合中,都没有这个共同的条件存在,那么这个条件与被研究的现象之间就有可能是因果联系。求同求异共用法的临床应用及公式:这种方法一般由两组事例构成,其中一组是由被研究现象出现的场合组成,称为正事例组;另一组是由被研究对象不出现的场合组成,称为反事例组。如果正事例组各场合中只有唯一一种共同情况,而这种情况在反事例组各场合中均不存在,那么,这一种情况就有可能是所研究现象的原因。其公式如下:

例	情况	结果	
1	ABCD	e	
2	AEFG	e	正事例组
3	AHIJ	e	
.			
.			
.			
1	BCD	—	
2	EFG	—	反事例组
3	HIJ	—	

结论:因素 A 有可能是结果 e 的原因

应用求同求异并用法要注意以下两点:

第一,考察的正负事例越多,结论的可靠度就越高,这样可以避免偶然性;

第二,负事例中的事例与正事例中的事例越相近,结论的可靠性就越大,可信度越高。

4. 共变法

20世纪七、八十年代,有报道说国外科学家通过对头发的化学成分的分析,发现头发包含大量的硫和钙。精确的测定表明,心肌梗塞患者头发中的含钙量降低到了最低程度。健康男子头发的含钙量平均为0.26%,患有心肌梗塞的男子头发的含钙量仅仅只有0.09%。

据此,科学家们相信,根据头发含钙量的变化,有助于心肌梗塞的诊断。

如果每当某一现象发生一定程度的变化时,另一现象也随之发生一定程度的变化,那么,这两个现象之间有共变的因果联系。共变法的临床应用及公式:人群中某种疾病的发病率发生变化,与此相关的环境中的某种因素也在发生变化,那么这种因素就有可能是病因。其公式如下:

例	情况	结果
1	$A_1 BC$	e_1
2	$A_2 BC$	e_2
3	$A_3 BC$	e_3

结论:因素 A 有可能是结果 e 的原因

在这里 A_1、A_2、A_3 与 e_1、e_2、e_3 表示因素 A 与结果 e 在量上的变化。因素 A 出现的量不同(A_1、A_2、A_3),引起的结果 e 的严重程度就不同(e_1、e_2 或 e_3)。

与求同法、求异法、求同求异并用法相比较,共变法有其优点。前三种方法都是从现象出现或不出现来判明因果联系的,共变法却是从现象变化的数量上来判明因果联系的,可以得出一个函数关系,使结论的可靠性程度提高。但是,并不是所有共变现象都存在因果联系。

5. 剩余法

剩余法的临床运用称之为"排除法"或"除外诊断法"。排除法不是直接寻找所要肯定的某一疾病的因果联系,而是根据现有诊断资料的存在和缺失,通过否定其他疾病与现有诊断资料之间的因果联系,而间接地肯定某一疾病的存在。临床医生根据病人的临床表现,首先采用"大包围"的方式,提出一组与其表现相似的疾病,接着按照各个疾病的特征,与病人的临床表现逐一进行比较,分析,依次排除其中不具有因果联系的疾病,剩余下的无法排除的疾病即是对该病的初步诊断。

已知被研究的某一复杂现象是由复杂原因引起的,如果把各个可能起作用的因素一一加以排除,剩下的可能因素就是该现象的原因。其一般公式是:

A、B、C、D 是 a、b、c、d 的原因，其中

A 是 a 的原因

B 是 b 的原因

C 是 c 的原因

所以，D 与 d 之间有因果联系

剩余法的临床应用及公式：

现象 a 的可能原因为 A、B、C、D

A 不是 a 的原因

B 不是 a 的原因

C 不是 a 的原因

所以，D（剩余的最后一种）是 a 的原因

引起血压增高的常见疾病有原发性高血压、肾实质性高血压、肾血管病变、内分泌疾患、主动脉缩窄等。当肾实质性高血压、肾血管病变、内分泌疾患、主动脉缩窄引起的高血压逐一排除后，剩余的原发性高血压可能是该患者高血压的原因，诊断原发性高血压基本明确。

排除法一般作为某些病因尚不明确，本身又缺乏直接特异性疾病的诊断方法的疾病或病情较复杂、临床表现不典型的疑难病、罕见病的诊断。这种诊断方法的优点是思路宽广、分析问题比较全面系统、有利于对临床资料的收集、发现。但由于这种诊断方法的采用需要一定逻辑学基础，所以这种方法在临床上的实际运用也受到了一定限制。

在运用排除法时，要注意以下两点：一是要尽量穷举所有相似的疾病，必须依据疾病连续划分的形式逐级排除，对于间接得到肯定的疾病组，再进行二次划分，依次排除，逐步缩小疾病范围，从而得到比较正确的诊断。二是要严格遵循逻辑推理的基本规则，在排除某一疾病时，作为否定某疾病的资料依据应是某疾病的必要条件的缺失，如果缺失的是充分条件，则不一定；在肯定某一种疾病时，一定要找到它的充分条件，只找到它的必要条件则不一定。

简单枚举法和穆勒五法都属于不完全归纳法。不完全归纳的方法是通过个性来认识共性的。但是，不完全归纳方法又无法穷尽所有的对象，所以

结论并不总是必然的。而且归纳法依据的是感性材料,感性材料只能反映事物的表面特征,因此,不完全归纳法不能充分证明事物的必然规律。同时,事物的本质和规律总是和无限多的现象相联系的,特别是医学领域情况复杂,难免不带有或然性。因此,这种思维方法必须与其他逻辑思维方法结合起来,才能成为真正科学的思维方法。不完全归纳方法对临床思维可能产生的不良影响主要是可能使拟诊或诊断带有或然性。由于疾病本身是一个不断变化的动态过程,是有时向性的。医生接触到病人时,疾病已经发展了一个阶段。医生所能搜集到的该病资料只能是通过亲自检查以了解现状,询问病史以了解过程。由于病人及其家属的知识背景不同,由主诉获得的资料总是有限的,而且往往带有主观成分。现时检查往往只能得到现时的情况,要由此了解未来的情况有较大的难度。况且,就是现时的情况,由于治疗和抢救的需要,各种检查不可避免地要受到时空上的很大限制,往往不可能等到应做的检查都做完再去做诊断结论并处理。有时在进行现时检查时疾病尚处于发生前期,代表其特征的资料尚未出现。这些都使医生初诊时获得的资料带有较大的局限性。根据这样残缺不全的资料进行归纳,所得到的诊断结论带有或然性就是显而易见的了。

在情况许可的条件下,可以采用科学归纳法包括科学归纳推理和概率归纳推理的方法克服不完全归纳法的局限性。

科学归纳推理是根据某类事物部分对象的情况,并分析了制约这些情况的原因,从而推断出一般性结论的不完全归纳推理。

动物实验和流行病学的调查表明:食用霉变的玉米有致癌作用;食用霉变的花生有致癌作用;食用霉变的大豆有致癌作用;食用霉变的芝麻有致癌作用。

科学研究进一步表明:霉变的玉米、花生、大豆、芝麻中均含有黄曲霉素,而黄曲霉素是致癌物质。

所以,凡食用霉变的东西都会致癌

在上例中,不仅考察了霉变食物中部分对象能致癌,而且还分析了该部分对象与致癌这一属性的必然联系,其结论就是由这一必然联系推导获得的,所以这是一个科学归纳推理。它与简单枚举推理的区别在于:

第一,推出结论的依据不同。科学归纳推理得出的结论,是以分析事物之间的必然联系为根据的;简单枚举推理则以事物的同一情况的不断重复并没有遇到相反情况为根据的。

第二,推出结论的性质不同。科学归纳推理得出结论是可靠的,而简单枚举推理得出的结论是或然的。

第三,对前提数量的要求不同。对科学归纳推理来说,前提的数量对结论的可靠程度不起重要作用,关键是对事物做科学的分析,找出因果联系;而简单枚举推理则前提越多,结论越可靠。

概率归纳推理。在科学认识活动中,人们常常遇到这种情况:对S类的部分对象的考察表明,既有个别S是P,也有个别的S不是P,在这种情况下,人们就不能归纳出一个全称判断,而只能表示"百分之几的S是P",这就是概率归纳推理。

临床诊断过程中,不同病症常以不同频率见于某疾病,如跨栏步态出现于腓总神经麻痹、多发性神经炎的频率较大而出现于其他疾病的概率较小;典型的波状热多见于布氏杆菌病而少见于其他疾病。疾病的不同病理时期出现某些病症的概率也常常是较为恒定的,如骨髓炎急性期常以骨质破坏为主,而慢性期又常以骨质增生硬化为特征。

诊断过程中运用概率推理,应正确处理以下几方面的关系:

病症与疾病之间的概率关系。病症见于某病的概率不同,它对疾病的诊断价值也不同。一般情况下,某病症与某病的概率关系,对病人总体而言,总具有一定的统计规律,如必要征见于某病的概率为100%或接近100%。这种病症的概率特征告诉我们,要确立某病诊断,此征是必要的。再如否定征,见于某病的概率为零,即此征绝不会见于某病,故一旦此征出现,便可一票否决某病的可能。可能征见于某病的概率在1%~99%之间,其中既有概率很大的高度可能征,又有概率极小的低度可能征。如果我们对某病症见于某疾病的关系认识不深,把握不准或作机械概括,就难免出现误诊。

总体小概率和个体事实之间的关系。不难理解,在整个人群中,某病症见于某病的概率越大,诊查中检出率就越高;某病症见于某病的概率越小,诊查中检出率就越低。对于随机的任意病人而言,即使整个人群中某病症见于某病的概率为1%,但必定有一定数量的个体成为1%,而且对于这些个体而言就是100%的事实。同时,总体小概率与检出总数的大小也是不同的概念。在受检人数较大的情况下,即使总体小概率,检出的人数必然较大。有的学者将这一关系称为"小概率事件大数量必然原理"。所以临床医师应时刻提醒自己,对某病征与某疾病的关系即便把握较大,也要从相反的方向寻找其否定的因素,增加诊断的可靠性,切不可忽视1%甚至更少的例外情况。

大概率病症和思维定式之间的关系。临床医师在长期的临床实践活动中,一定程度地掌握了某征见于某病概率大小的规律,就会在大脑中形成一条"某种病症——某种疾病"的直线连接模式。诊断中一旦发现某病症,大脑下意识地启动这种潜在思路,自动地把某病症与某病连接在一起,从而得出某一结论。在这种情况下,临床医师就容易落入思维定式的泥潭,"蹄声即斑马",势必误、漏诊。

地区、环境因素和概率分布差异的关系。某征见于某病的概率在随机的人群中有一定的统计规律,但在不同地区、不同生活环境的病人中,这种概率大相径庭。如肺内球病灶,在西北牧区肺包虫囊肿有一定的统计概率,而在沿海内陆地区则绝少考虑此病;对于一个心脏扩大的病人,如无长期高原定居史,不考虑高原心脏病的可能;同是髋关节缺血坏死征象,在潜水员则考虑减压病,长期服用激素者考虑为医源性缺血坏死。这是环境差异造成的。

应用概率归纳推理应注意以下两点:第一,观察次数越多,考察越广,其概率就越接近事件的概率,其结论可靠性就越大。第二,概率并非是绝对的,对概率的估计也要具体问题具体分析,随着客观情形的变化而变化。

三、诱因的分析

(一) 疾病的居间联系

1. 媒介、载体、诱发、促动

大多数疾病的发生,除了需要具有一定病因之外,还必须具有联系病因和机体的中介环节,这个中介环节就是诱因。诱因的本质属性表现在:诱因是传递、组合病因和机体的媒介,是致病因子的载体;是指能够诱发和促动病因发生作用的因素;诱因不能单独或直接引起疾病,往往要与其他因素共同作用才能发生作用;诱因是病因和疾病之间居间联系的环节。

2. 联系和区别

诱因和病因既有联系又有区别。首先,两者的区别有三点需要明确:(1)病因是致病的根本因素,是疾病发生的必要条件;(2)诱因是病因和疾病发生之间的桥梁,即使有了病因这个发病的前提,一部分疾病没有诱因同样不会发生;(3)在同一关系中,病因和诱因的区别是确定的。

其次,两者的联系有两点需要明确:

(1)诱因作为疾病的中介,本身具有亦此亦彼的特点,两者可以相互包含、相互渗透、相互交叉、相互连接,在一定条件下可以相互转化。诱因可以是病因链中的一个环节、一个阶段;诱因的作用可以是病因链作用的一个组成部分。

化学致癌物按其作用的阶段或机理可分为启动剂、促进剂、演变剂三种。相当一部分化学致癌物同时具有三种作用。其中,促进剂的作用是能促使肿瘤加速增长,但促进剂单独作用无效,它要在启动剂发挥作用即不可逆地将正常细胞转变为肿瘤细胞之后,才能发挥作用。这里,启动剂发挥的主要是病因作用,而促进剂发挥的则是诱因作用,两者相互连接,共存于同一病因链之中。

(2)疾病诱因的相对性是病因和诱因联系复杂性的一种表现。同一种情况,在此时此刻此人此病可以是诱因,在彼时彼刻彼人彼病也可以成为病因。例如,精神因素是许多躯体疾病的诱因,但对于某些精神病来说可以是病因。

(二)中介环节的类型

从其本身特性分析,疾病诱因可分为特异性诱因和非特异性诱因、直接诱因和间接诱因、内部诱因和外部诱因、单一诱因和复合诱因等等。

从生物—心理—社会医学模式和系统论的观点分析,疾病诱因是一个相互联系的网络,其中包括生物诱因、心理诱因和社会诱因三个层面,每个层面又包含着不同的诱因因子。

1. 生物诱因

生物诱因常见的诱因因子有:医源性诱因,如医疗器械的使用可成为尿路感染的诱因;生理性诱因,某些生理现象如妊娠是尿路感染的诱因;病理性诱因,一种疾病可以成为另一种疾病的诱因,如鼻脑型毛霉病最危险的诱因是糖尿病,有报道,107例中有70例为糖尿病所诱发;理化性诱因,如人体在受到电离辐射(如γ射线)后,可能引起细胞克隆的畸变而诱发白血病;遗传性诱因,如癌基因可使细胞生长分化失控,增加了细胞恶性转化的可能性,使这种可能性变为现实性诱因,包括:染色体重排、基因易位、染色体缺失、基因突变、基因扩增和过度表达等等;传媒性诱因,主要作用是诱发传染病和寄生虫病,如空气飞沫、节肢动物、土壤等;气候性诱因,气候变化常成为许多疾病的诱因,如冬季寒冷是类风湿性关节炎、多发性动脉炎、多发性皮肌炎等的重要诱发因素;其他还有植物性诱因等等。

2. 心理诱因

心理诱因常见的诱因因子有:心理应激诱因,据研究,心理应激是临床各科疾病的主要诱因之一;性格类型诱因,许多疾病病人有一定的性格缺陷,C型性格是癌症的重要诱因;情绪障碍诱因,负性情绪是癌症的重要诱因,某些病人的情绪改变是哮喘发作的主要诱因。

3. 社会诱因

社会诱因常见的诱因因子有:行为方式诱因,如饮食卫生习惯差,致使病从口入,是近年来南方水网地带伤寒流行爆发的主要诱因;公共卫生管理诱因,公共设施消毒、传染源管理不完善,如托幼机构、饮食服务行业、血液制品检测和注射用具消毒不严等等均可成为传染病的诱发因素;环境污染诱因,如大气污染,是冠心病人心绞痛的诱因。

以上不同特性、不同层面的各种诱因因子往往相互影响,使诱因及其作用的发生呈现出复杂性。

(三) 机制和对策

1. 机制

媒介传递机制——连接病因和机体而诱发疾病,这是疾病诱因发挥作用相对外在的方式,主要是指以空气、水、飞沫、昆虫等媒体为疾病传播途径而诱发疾病的发生。以媒介传递为机制的诱因各有其特点:如空气飞沫作为呼吸道传染病的主要诱因,媒介机制作用大,切断传播途径的效果小,且易与易感人群、季节、居住条件等其他诱因相互作用。水源性诱因,可出现突然爆发和流行,但在对该诱因采取净化措施后,爆发或流行可平息。

协同加剧机制——诱因与病因相互作用诱发疾病发生并使疾病加剧,这是诱因发挥作用较为普遍的方式。如活动过度和心理应激等诱因可诱发原有器质性心脏病的病人心率失常,有时会导致病情加剧甚至死亡。

介导诱变机制——诱因使机体发生某种变化而诱发疾病。这是疾病诱因发挥作用较为复杂的方式,它不仅包括机体外部不同类型的诱因,还包括机体内部不同层次的诱因——从组织器官水平到分子水平。如肝硬化、胆汁淤积、回肠病变、糖尿病、各种溶血,均可使胆汁代谢发生变化而诱发胆结石。

2. 对策

疾病诱因的预防对策。查明并尽可能地阻隔、去除诱因,是一级预防的重要任务。如切断疾病传播途径、倡导卫生的生活方式、提高机体素质、加强劳动保护、控制诱发因素,对食品、玩具、化妆品等日常生活用品和环境中的污染源如水、空气、土壤等实行有效监控等等。

疾病诱因的诊断对策。诱因对疾病的发生发展转归等各环节都有着独特的意义,因而成为诊断过程中不可忽视的因素。(1)诊断中应注意诱因的有无、类型和隶属层面,注意不同诱因的性质和数量对疾病的意义。(2)诊断中应注意诱因加重疾病程度的情况。如急性感染、败血症、大出血等诱因,均可致使慢性肾衰急性加重。(3)诊断中特别要注意诱因有时还会成为致死的主要因素。如感染是高渗性非酮症糖尿病昏迷最常见的诱因,也是引起病人后期死亡的主要因素。(4)诊断中诱因对在疾病的转归中的影响要有预见:如肝性脑病(HE)可分为内源性和外源性两类。外源性 HE 约 50% 有诱发因素。消除诱因后,可使病情逆转,预后较好。

疾病诱因的治疗对策。在治疗过程中,寻找诱因,或去除之,或对症处理之,是相当重要的。如对某些无法对因治疗的疾病可针对诱因治疗,来控制病情取得疗效。糖尿病的病因虽尚未明了,但努力寻找具体诱因并及时消除之,是该病治疗的重要措施之一。又如对常规治疗无效的病人,一旦找到诱因,就能更有效地治疗。如对每 1 例新发生或新近加重的心衰病人,进行系统检查寻找诱因是十分必要的,去除诱因的病人预后要好得多。对有的心衰病人来说,辨认出诱因并积极处理就能挽救生命。

注释:

[1] 罗·萨加德著,刘学礼译:《病因何在》,上海:上海科技教育出版社,2001年,第25~45页

思维路标
——典型与非典型

在"以症断病"的诊断模式下,疾病的症状表现无疑发挥着临床思维路标的作用。不典型的疾病表现是误诊的首要原因。在疾病典型、症状典型和病例典型的情况下,作出正确的诊断并非很难;但在疾病不典型、症状不典型和病例不典型的情况下,不误诊却非易事。

一、典型症状与非典型症状

(一) 典型与非典型的一般含义

所谓典型,《现代汉语词典》的解释为具有代表性的或具有代表性的人或事件。强调的是代表性和明显性。相应地,非典型为不具有代表性的,特征不明显的或不具代表性、特征不明显的人或事件。

(二) 典型与非典型的医学内涵

典型和非典型作为医学认知活动的结果,表现为具有严谨的逻辑性、系统性和层次性的特点,一般具体化为典型症状、非典型症状;典型体征、非典型体征;典型疾病、非典型疾病;典型病例、非典型病例等等。

(三) 典型症状

在临床实践中,人们把在一定条件下表现比较普遍,特征比较明显的症状加以集中和概括,称之为典型症状。典型症状是疾病症状一般的表现形式。[1]

心绞痛的典型症状有以下表现:疼痛部位最常见在胸骨体上段或中段之后,亦可能波及大部分心前区;疼痛性质常为压榨性、闷胀性或窒息性疼痛;疼痛时间往往历时1~5min;疼痛程度大多较剧烈,可伴有濒死的恐惧感,往往迫使病人立即停止活动;放射部位最常见放射到左侧肩背部、左侧前臂和尺侧手指;诱发因素常由劳累、饱餐、情绪激动(发怒、焦急、过度兴奋)、着凉、用力排便等。

(四) 非典型症状

在临床实践中,人们把在一定条件下那些不具有常模表现、不反映疾病鲜明的、具有代表性特征的症状称之为非典型症状。非典型症状是疾病症状特殊的表现形式。[2]

心绞痛的非典型症状:疼痛可位于胸骨下段、左心前区或上腹部,放射至颈、下颌、左肩胛部或右前胸,疼痛可很轻或仅有左前胸不适等。

二、典型疾病与非典型疾病

（一）典型疾病

典型疾病通常是指人们对其病因、病理、传播途径、症状表现、发病机制、治疗手段以及预后等因素的认识比较明确，并得到临床实践验证的一组疾病。

1880年巴斯德首次分离出肺炎链球菌，此后50年，肺炎即指肺炎链球菌感染的肺炎。其病变常开始于肺的外围，叶间分界清楚，且容易累及胸膜，肺炎链球菌不产生内、外毒素，故不致原发性组织坏死形成空洞。充血期、红色肝变期、灰色肝变期、消散期四个阶段为其典型的病理形态发展过程。

（二）非典型疾病

非典型疾病是其要素中诸如病因、病理、传播途径、症状表现、发病机制、治疗手段以及预后等，有一部分是人们目前认识还不明确，临床诊治困难比较大的一组疾病。以非典型肺炎为例。非典型肺炎的病原体、传播途径、症状表现均不同于典型肺炎。

"非典型肺炎"概念，最早由Reimann于1938年提出，乃是与肺炎链球菌感染的肺炎相比较而诞生。而鹦鹉热衣原体、立克次体和所谓Eaton因子的相继发现，促成了"原发性非典型肺炎"的正式命名。60年代中期，Eaton因子正式确定和命名为肺炎支原体，非典型肺炎即肺炎支原体肺炎。

2002年11月起，我国局部地区发生的，社会上所称的"非典型肺炎"，以近距离空气飞沫和密切接触传播为主，临床主要表现为肺炎，与已知的非典型肺炎不同，其传染性强，病情较重，进展快，危害大。世界卫生组织将此病称为严重急性呼吸道综合征（Severe Acute Respiratory Syndromes，SARS），已证实一种新的冠状病毒是引起该次传染性非典型肺炎流行的病原体。

（三）典型病例与非典型病例

典型病例与非典型病例往往和具体病人相联系，包括病因、发病机制、病理解剖、病理生理、症状体征、诊断依据、治疗方案、疗效、预后、流行病学特点、个体差异、好发年龄、地理特征等等方面,与该疾病现有医学理论的吻合度高,这样的病人称为该疾病的典型病例。狭义的典型病例也可特指:具有该疾病比较明显的几个特征的病例,是符合该疾病现有医学理论的典型病例。相应地,疾病特征与现有医学理论吻合度低的病人称为非典型病例。

三、典型症状、疾病和病例的相对性[3]

(一)典型症状、疾病和病例相对性的表现

1. 存在的条件性

受人民生活质量的制约。物质生活水平和医疗保健条件的不断提高和改善,使人们身体素质不断提高,人体抗御疾病的能力增强,许多疾病发生发展和程度产生了变化,从而使疾病、症状、病例偏离典型。

大叶性肺炎的基本病变是肺大叶的急性渗出性炎症,其典型症状为寒战高热,胸痛咳嗽,咯铁锈色痰,病变范围累及整个肺大叶。X线显示为大片致密阴影。随着人们生活质量的提高,大叶性肺炎的典型症状发生了转变,病变范围明显缩小,侵袭整个大叶者少见,基本上局限于肺段或更小范围,表现为局灶性肺实变,X线检查为小片状阴影。这曾经是大叶性肺炎的不典型表现,而随着条件的变化成为大叶性肺炎的基本表现。

受不正规用药状况的制约。医药卫生知识的普及,有利于提高人民群众的健康水平,但同时也出现了患者不正规用药的问题。由于不正规用药,疾病的典型表现受到干扰,呈现不典型状态。

某卫生单位曾对448例伤寒病人就诊前不规则用药进行统计,发现51.3%的患者用过激素,88.6%的患者用过解热药,致使症状和病例偏离典型状态。

受生态环境的制约。生态环境的恶化,多种污染的相互作用,出现非典型疾病。

据报道,1953年日本水俣镇水源污染造成的水俣病,患者开始时口齿

不清,步态不稳,面部痴呆,进而耳聋眼瞎,全身麻木,最后神经失常,身体弯躬,高叫而死。这种复杂而怪异的疾病,使医学界一时不知所措。直至1959年,对水俣病才有了明确的认识。

受致病因子的制约。包括由于各种原因,致病微生物发生变异或变迁,致使疾病发生非典型化的改变。

受并发症出现的制约。并发症出现后,原有的病症状会受到干扰而失去其典型表现。如肺炎球菌性肺炎的典型临床过程可由于以下的并发症而发生改变:肺不张、肺脓肿、感染性休克、肺炎球菌性脑膜炎、肺炎球菌性心内膜炎、肺炎球菌性腹膜炎、肺炎球菌性关节炎等等。

受疾病本身特征的制约。有些疾病在其发病机制、病因病理或发病部位等因素的影响下,没有典型症状。

原发性胃肠道恶性淋巴瘤因肿瘤分布的位置和范围不同,临床表现多种多样,无特异性体症,无典型的临床症状。临床诊断困难,易误诊为胃癌、溃疡病、肠系淋巴结核、溃疡性结肠炎、肠结核等多种疾病,误诊率高。

2. 典型要素的不完全具备性

疾病的典型症状往往是由一组症状组成的症候群,或者说是由几个要素构成的症状复合体,由于患者的个体差异,典型症状的各种要素常常出现不完全具备状态。

由 Carl Wernicke 于1887年报告的,多由酒精中毒引起的 Wernick 脑病的典型症状为精神或意识障碍,眼球运动障碍和共济失调三联症。但临床上只有少部分病例具有典型的三联症。Riggs 曾尸检 Wernick 脑病42例,生前无一例有三联症表现。

老人和婴儿由于生理特征而常常成为非典型病例。老年病人由于年龄增长与衰老引起了生理和病理变化,内脏功能和神经、内分泌机能下降,同时合并多种疾病的机会增多,但其危害最严重的疾病却往往缺乏典型症状或典型症状要素不全。在急腹症的诊断中,可见老年病人绞窄性肠梗阻患者却无腹痛,腹膜炎患者可无腹肌防御体征;消化道穿孔无严重腹痛的情况存在。婴儿肠套叠的典型症状为阵发性腹痛、呕吐、便血、腹部包块四联症。有文献报导11例肠套叠误诊的病例中,阵发性腹痛9例、呕吐6例、便血6例、腹部包块1例。无一例同时具有四联症。

3. 典型要素出现的过程性

任何事物都有其产生、存在、发展、灭亡的过程性。典型要素的出现有一个过程。急性疾病的这个过程急而短,相对集中;而在慢性进行性疾病中,典型症状的出现过程具有时间上的差异。有的疾病的典型症状在疾病发展的过程中相当一段时间后才陆续呈现,使典型症状的过程具有间隔性。

有文献报导1例Wernick脑病的典型症状如共济失调、精神障碍等,在长达三年的病程中才先后出现。有的疾病的典型症状在疾病中期方才露面,使典型症状的表现过程具有迟延性。有学者在分析了62例强直性脊柱炎误诊病例后认为,强直性脊柱炎早期症状轻微,临床表现不典型。有6例新生儿颅内出血尸检报告分析,新生儿颅内出血早期常缺乏典型特征,出血轻微者可无典型症状。

4. 典型概念的变动性

随着医疗实践和医学理论的不断进展,某些疾病或症状的典型概念也随之变化。例如支气管哮喘的典型症状为气喘发作,听诊有哮鸣音。但临床上以咳嗽为主要症状而不闻哮鸣音的病例有一定数量的比例。国内《内科》教材给支气管哮喘的定义一般都是:支气管哮喘是一种由于变态反应、植物神经功能失调引起的广泛性、可逆性小支气管痉挛。临床主要表现为发作性呼气性呼吸困难伴有哮鸣音。有学者提出,这一定义已落后于医学实践,建议予以修改:支气管哮喘是一种在支气管高反应性的基础上由变应源或其他因素引起的广泛性气道缩窄性疾病。临床特点为发作性胸闷、咳嗽或以呼气为主的呼吸困难。支气管哮喘的定义及典型症状的界定发生了变化,因此,哮喘的诊断标准和典型症状的范围也就不再拘泥于哮鸣音的有无了。

(二) 学习典型与非典型范畴的意义

1. 研究典型的价值

典型是绝对性和相对性的统一。我们强调典型的相对性,并不意味着否定典型的绝对性。典型症状、疾病和病例概括而又集中地反映了疾病的内在矛盾,反映了疾病的本质,因此,诊断学中各种疾病的诊断标准均参照这些典型要素症状而制定,同时,典型症状还是建立诊断假说的基本途径。因此,在临床实践中,注重典型要素的揭示,对于确诊和治疗极有价值。

2. 研究不典型的意义

我们注意到,统计资料和文献报导显示:非典型症状、疾病和病例有明显增多的趋势。有学者分析 2 108 例伤寒病例,其中 845 例误诊。其主要原因是伤寒病的典型症状"发生频度和强度有所改变","有临床症状轻化和不典型的趋向"。

疾病的不典型表现,是临床思维中的陷阱,是指向迷途路标。我们强调典型要素相对性,是因为在诊断思维过程中存在着忽视非典型现象的倾向,从而导致误诊误治。作者曾分析了 9 913 例误诊的认识论原因。其中以症状不典型为误诊的首要原因的有 2 599 例,占近万例误诊总数的 26.0%,据各种误诊认识论原因之首。这说明,临床实践中,在疾病典型、症状典型和病例典型的情况下,作出正确的诊断并非很难,但在与之相反的情况下,不误诊却不容易。认识和研究疾病的不典型表现,是临床思维的难点和重点。

注释:

[1]　刘虹:《论典型症状的相对性》,《医学与哲学》,1995 年第 1 期,第 12 页
[2]　刘虹:《论典型症状的相对性》,《医学与哲学》,1995 年第 1 期,第 12 页
[3]　刘虹:《论典型症状的相对性》,《医学与哲学》,1995 年第 1 期,第 12 页

防范未然
——原发与并发

  并发症的发生是必须重视的临床事件。如果不能够主动预防、及时控制，相当一部分并发症会引起严重后果。但是，任何疾病只要明了并消除并发症产生的制约因素或条件，都可能放逐并发症这个不受欢迎的同行者或降低并发症发生的几率。要做到这一点，除了需要医学科学的理论和技术之外，正确的思维方法必不可少。

一、三组相关概念

（一）原发、并发和继发

原发、并发、继发概念，是医学理论和实践中具有普遍性和无法回避的问题，但在使用上存在混淆不清之处。"原发"指最初的、原有的或基础的疾病或症状；"并发"指正在患某种疾病或症状的同时又发生另一种疾病或症状；"继发"指由正在患的某种疾病或症状引起的另一种疾病或症状。在临床医学中，存在原发病、原发症；合并病、合并症；并发病、并发症；继发病、继发症、综合征等概念。在这里，首先要探讨病和症的概念。

（二）病和症

病一般作为一个独立的单元，有自己的发生原因，统一的病理生理机制，发生、发展、转归的全过程。症具有广义和狭义之分。狭义的症指病人所描述的异常或不适感。广义的症泛指病的一切外在表现，包括病人描述的异常或不适感（狭义的症）和临床客观检查到的病态表现（体征）。有些表现既可称之为症，也可称之为征，如桶状胸。狭义的症与征的根本区别当在发现和描述的主体不同。在医学理论和临床实践观察中，归纳一些有一定内在联系的，由多病因或不明病因引起的临床征候群，常被称为综合征或某种特发性疾病、特异性疾病。在这里，病和症的区别变得模糊起来。有些综合征随着病因、病理生理机制、发生—发展—转归的进程、诊断标准、治疗方案、预后判断、预防措施等等规律的揭示和明确而获得独立，因而不再称之为综合征而成为一个独立的病种。

（三）原发病、合并病、继发症和并发症

一般认为，原发病指有自己特定的病因，并有统一的病理生理机制贯穿整个病程。

合并病针对原发病而言，与原发病没有因果关系，各有自己的病因，独立的病理生理机制，发生、发展与转归的病程。虽然由于机体的同一性而可能会相互影响，但相互之间独立性较强。谁是谁的合并病没有定规，取决于临床诊断治疗上的需要和约定俗成。如糖尿病合并高血压，互相无因果关系。

继发症指并非由原发病的病因所导致，而是由原发病作为病因所导致，常是原发病的蔓延或扩展累及其他脏器而出现的症状。如慢性支气管炎—阻塞性肺气肿—肺心病。

并发症指在原发病的基础上,由另外的病因引起的新的病症。并发症常可成为一个独立的疾病单元,可有自己的并发症或继发症。常因其相对独立性和合并病等同。如慢性支气管炎—阻塞性肺气肿—肺心病,一旦有新的病因介入,将诱发心衰,此时称肺心病并发心衰,而不称肺心病继发心衰。

这里所述"原发"和"并发",指广义的原发症和并发症的概念;这里的"症"也是广义的概念,不严格区分症和征。

二、三类制约因素[1]

(一) 生物性制约因素

原发症制约并发病症,是生物性制约因素的典型表征,集中体现了生物性制约因素的基本特征。具体常有如下形式:

1. 原发症导致机体结构损伤,引发或诱发并发症

支气管哮喘并发气胸。支气管哮喘急性发作,气道平滑肌痉挛粘膜水肿分泌物增多等多种因素引起气道通气功能障碍,肺泡内气体不易排出,因压力增高过度膨胀而破裂,气体经此进入胸膜腔,并发气胸。

2. 原发症导致机体机能失常,引发或诱发并发症

尘肺并发肺结核。尘肺病人以矽肺最为严重。含SiO_2颗粒的粉尘吸入肺组织,破坏大量巨噬细胞,并形成大量肺结节,肺间质广泛纤维化,血流、淋巴循环障碍,降低了肺组织对结核菌的抵抗力,极易并发肺结核。

3. 原发症成为并发症的诱发因素,激活并发症发生的中介诱因,诱发并发症的发生。

有学者认为结核可通过如下机制诱发原发性支气管肺癌:a. 肺结核瘢痕及坏死组织中含较多的可能为致癌物质的胆固醇。b. 与肺结核空洞相连的支气管上皮细胞受慢性炎症刺激增殖化生。c. 结核钙化灶作为异物的机械性刺激作用可致癌。d. 肺纤维组织内及瘢痕内的上皮增生性改变致瘢痕癌。

(二) 医源性制约因素

1. 医生的主观原因所致

由于医生的主观原因延误治疗,是医源性并发症发生的常见原因。Simons等报道的19例哮喘并发呼吸衰竭中,12例为治疗不及时所延误。[2]

2. 药物治疗不当引发或诱发并发症

这种情况包括误用、过量或不足,忽视年龄或其他个体差异等。

甲低合并糖尿病,甲状腺激素替代治疗甲低,若用量不当,可使糖尿病加重或有隐性糖尿病诱发为显性糖尿病。老年糖尿病病人使用降糖药过量或因其他疾病应用有降糖作用的药物如扑热息痛、心得安、保泰松等并发低血糖,甚至导致低血糖昏迷。

3. 对原发病(症)的外科手术治疗因素

这种情况包括术式和入路的选择、手术水平、手术设备等。

国外有学者统计分析450例肾切除术后86例并发病(症),肋缘下切口并发症15%,切除一根肋骨并发症为30%,切除两根肋骨的并发症为50%,经腹切口的并发症为10%。切口自身并发症的多少不是决定手术入路的唯一标准,但术式的选择制约并发病症的发生非常明显。

(三) 心理制约因素

原发病症导致的心理应激是引发或诱发并发病症的重要因素,甚至包括社会生活事件导致的种种心理压力,与原发病症的相互作用,都会制约并发病症的发生。

输精管绝育术后常并发性功能障碍。输精管结扎术后,不影响曲细精管内精子的形成和睾丸间质细胞性激素的分泌,不会导致性功能障碍。但国内有学者随访山东省343位被施行此术的医生,无一例完全丧失性功能,60例有性交次数减少和性欲降低等性功能变化。精神心理因素制约着这一并发病症的发生。

三、并发症的类型和作用[3]

(一) 并发症的类型

1. 主导性和相关性制约因素

并发症的发生是一个多种因素相互作用的过程,不同制约因素的地位是不同的。有些制约因素直接影响着并发症是否发生和并发症的性质,可称之为主导性制约因素。在术后并发肺炎的发生发展过程中,一般说来,院内感染、手术部位是主导性的。据研究,术后肺炎的发生率分别为,胸部手术40%、上腹部手术17%、下腹部手术5%,说明手术部位在术后并发肺炎中是主导性制约因素。有些制约因素对并发症发病率高低、病情程度有影响,可称之为相关性制约因素。术后并发肺炎的相关性制约因素有诸如手术时间、手术前住院时间、麻醉方式、患者年龄、是否吸烟等。例如,手术时间在4小时以上与在2小时以内并发肺炎的发病率之比为5:1;每日吸烟10支者比不吸烟者高6倍等等。

就并发症的发生而言,其主导性制约因素和相关性制约因素的定位是相对的。针对不同的患者、不同的并发症、同一原发症的不同阶段出现的并发症,其主导性制约因素和相关因素是不同的,并且在一定条件下是可以相互转化的;就并发症的发展而言,其主导因素和相关性制约因素的作用是协同的。重点抓好主导性制约因素的处理和妥善解决相关性制约因素的问题,对于减少或避免并发症的发生,降低其损害程度,无疑缺一不可。

2. 可干预性和不可干预性制约因素

根据并发症制约因素的性质分为可干预性和不可干预性制约因素。在引发或诱发并发症的种种制约因素中,有些是可以避免、可以改变的,称之为可干预性制约因素。并发症可干预性因素诸如患者的病情轻重、心理状态、医生工作粗疏、误诊误治、护理操作不当等等。例如,并发症的诱发因素往往是可以预防、可以避免、可以降低其效用的,是可干预性的。对并发症的诱因进行干预,可以降低其发病率。

糖尿病酮症酸中毒(DKA)是糖尿病最常见的急性并发症。找到每一次具体诱发因素对于DKA的防治是极为重要的。在以往已经确诊的糖尿病病人中,80%以上的DKA发作存在能够确定的诱因。据统计,各种诱因中以感染最多,占37%;治疗不当次之,占21%;滥用药物占10%,等等。

在引发或诱发并发症的种种制约因素中,有些是不可避免、不可改变的,称之为不可干预性制约因素,诸如解剖异常、个体在免疫功能、遗传学、年龄、性别、病史、机体防御功能、原发症的性质、类型、临床分期等等。

在解剖上除总肝管外,还可遇到直径为总肝管 $1/2\sim1/3$ 的肝门内的异常肝管,如果它被意外切断,必将致使胆汁这种碱性液体漏入腹腔引发严重的并发症——胆汁性腹膜炎,常常会造成严重后果,甚至导致死亡。

并发症的可干预性制约因素和不可干预性制约因素的性质差异是明显的。但任何并发症的制约因素都是可干预性与不可干预性的统一。对并发症的可干预性制约因素,能消除的要尽量消除(工作粗疏、操作不当等),能避免的要尽量避免(误诊误治等),一时不能消除和不能避免的要做好促进转化工作(患者的病情轻重和心理状态等);对并发症的不可干预性制约因素,应尽可能地了解、控制,采取有效措施将损害降低至最低水平。

(二)并发症制约因素的作用

并发症具有各种变量,诸如并发症的数量、发生的时间先后、病变程度、发病率的高低和危险因素簇等等。并发症的制约因素对这些变量有不同程度的影响作用。

1. 对并发症的数量的影响

从原发症和并发症联系的角度看并发症的数量,是一和多的关系。同一患者、同一原发症可以同时出现多种并发症。

有文献报道,23 例糖尿病患者,同时发生 3 种以上并发症 12 例,占 52%。同一原因导致的并发症可以是多方面的。如肾移植手术的并发症涉及泌尿系统、血液系统、消化系统、骨骼系统、内分泌系统、排异反应等各个方面和手术引起的多种并发症。仅仅排异反应就可分为超急性排异反应、加速性排异反应、急性排异反应和慢性排异反应等等。

2. 对并发症发生的时间的影响

受到原发症、患者自身种种因素的制约,不同的并发症发生的时间有先后之别。

伤寒的并发症中,肠出血和肠穿孔多见于病程的 2~3 周,中毒性肝炎多见于病程的 1—3 周,支气管炎多见于病程的发病初期,肺炎多见于病程的极期及病程后期,溶血性尿毒综合征约半数发生于第 1 周,精神神经系统疾病多见于发热期等。

3. 对并发症的病变程度的影响

绝大多数的并发症的严重程度与原发症的病变程度呈正相关。

一般说来,血压高度与并发症发生、发展和不良预后程度呈正相关。有资料表明,收缩压≥160mmHg 高血压患者,脑卒中发生率相对危险性是收缩压＜160mmHg 的 2.26 倍,心血管病死亡率增加 3 倍,预期寿命减少约 15 年。

4. 对并发症的发病率的影响

国内外研究成果已证实,高血压病程越长,其并发症的发病率越高;心、脑和肾脏等靶器官的损害程度也就越重。病程大于 10 年的高血压患者眼底的动脉硬化、脑梗塞、左心室肥厚、心率失常、心力衰竭、尿蛋白和尿素氮增高等并发症的发生率均明显地高于病程小于 10 年者。其中脑梗塞、左心室肥厚和肾功能损害的发生率增高更为明显。值得注意的是,同一原发症不同的并发症,其发生率差异可以很大。伤寒并发症中,发病率有明显差异:肠出血 2.4%~15%、肠穿孔 1.4%~4%、中毒性心肌炎 3.5%~5%、中毒性肝炎 10%~68.5%等等。

5. 并发症的危险因素簇

当原发症与其他危险因素合并时,对并发症的影响力就会增大。高血压的危险因素簇包括高胆固醇血症、糖尿病或耐糖量低下、吸烟、左心室心电图异常等等。有报告指出,在同一水平的高血压患者,合并危险因素越多,心血管系统并发症的发病率越高。

此外,不仅原发症对并发症有着上述的影响,而且一种并发症也可能引发另一种并发症并与之相互作用。例如,支气管哮喘的并发症如张力性气胸、急性肺水肿、广泛性肺不张等又可加重呼吸困难,引发新的并发症——

呼吸衰竭。

四、并发症防治的思维方法

并发症的发生是重要的临床事件。如果不能够主动预防、及时控制，相当一部分并发症会引起严重后果。但是，任何疾病只要明了并消除并发症产生的制约因素或条件，都可能不发生并发症。要做到这一点，除了需要医学科学的理论和技术之外，正确的思维方法必不可少。例如，并发症的制约因素是多元的，并发症的防治思路也应该是发散性的：可以是针对并发症本身的，可以是针对并发症制约因素的；解决并发症的主导因素的问题是直接的方法，从并发症的相关因素着手虽然是间接的，但有时不失为一种途径；分清并发症的制约因素是可干预性的还是不可干预性的，在可干预因素上下工夫，对并发症的防治来说是事半功倍之举，等等。还可以参考下面两种思维方法。

（一）主动性和整体性辩证统一的预防思维

对付并发症，需要构筑防治一体的整体防线，这个防线有三道。第一道防线是防止并发症的发生，即是指在原发症的诊治过程中，主动采取预防措施，控制或减少并发症的危险因素，使可能发生的并发症不发生或降低发病几率。例如，在制定原发病治疗方案时要有预防观念、整体观念和防护意识，针对易导致并发症产生的各个环节进行预防。

在对鼻腔或鼻窦恶性肿瘤予以放射治疗时，因放射线对眼球的直接损伤以及对泪腺损害，会引发眼部的种种并发症，甚至引发全眼球炎导致失明。根据美国 MD Anderson 肿瘤中心的经验，放疗中要尽可能妥善保护眼球和泪腺，保护得越好，眼部并发症发生率就越低，甚至仅保护眼眶外上方的大泪腺也能减少局部并发症。

第二道防线是迅速控制已发生的并发症。及时发现、及时诊断、及时治疗是关键。对于手术损伤并发症，如果在手术中能仔细观察及时发现损伤，当即修复，是治疗手术并发症的最好时期。因为这时损伤组织尚无水肿和粘连，手术修复简单易行，术后恢复良好。

第三道防线是防止并发症的恶化。采取有效有力的治疗措施，减少并发症对机体的严重损伤，将并发症对原发症、对患者健康的不良影响降低到最低限度。

三道防线是一个有机整体,层层递进,相互联系。

(二) 重点论和两点论辩证统一的临床思维

面对原发症和并发症同时存在,或并发症的不同制约因素同时存在的情况,重点论和两点论统一的思维方法对治疗的指导显得尤为重要。这一方法的要旨是,在多个矛盾同时存在的情况下,应首先分清孰主孰次,重点解决主要矛盾;同时妥善处理次要矛盾,防止次要矛盾向主要矛盾转化。例如,相对于并发症而言,针对原发症的治疗是对因治疗。在一般情况下,重点治疗原发症是重要的,因为原发症制约着并发症的发展和转归。

当糖尿病并发脑血管病的时候,针对糖尿病的治疗是关键。因为糖尿病并发脑血管病,其病情和预后主要与血糖水平有关。当然,对并发症——脑血管病亦应积极妥善,不可忽视。

在并发症已经严重危及患者生命体征,成为治疗中主要矛盾的时候,必须当机立断,重点处理并发症。

高渗性非酮症性糖尿病昏迷是糖尿病的严重的急性并发症,又是内科急症,死亡率很高,必须抓住关键迅速抢救;尽快补液以恢复血容量、纠正脱水及高渗状态。

总之,原发症和并发症之间,并发症的不同制约因素之间是相互制约、相互作用的,处理时要有重有轻、有急有缓、有主有次、有条有理、有章有法,既要抓住当时的主要矛盾,又不忽视其他矛盾的解决,统筹兼顾,全盘考虑,才能取得制服并发症的主动权。

注释:

[1] 刘虹:《论并发症的制约因素》,《医学与哲学》,2001年第1期,第19页
[2] 李华明:《哮喘病学》,北京:人民卫生出版社,2005年,第231页
[3] 刘虹:《论并发症的制约因素》,《医学与哲学》,2001年第1期,第19页

第一印象
——首发症状

　　首发症状是疾病本质最初的外在表现,蕴涵着疾病多种内在的信息。因其占据"第一印象"的位置,在临床决策中具有不可忽视的价值。首发症状是拟诊建立的向导,很大程度上预设着临床思维运行的轨迹;首发症状提供进一步诊察的线索,隐含着临床决策的基本依据。首发症状是一个复杂的临床现象,其发生的原因、形式、机制和阶段,涉及疾病发展的全过程,与患者身心的各个方面密切相关。因此,正确分析首发症状,深入研究首轮效应背后的问题,是把握疾病特征、减少误诊、有效干预预后、走向临床科学决策的关键。

一、首发症状的常见类型

按照不同的标准,首发症状可区分为不同的类型。根据首发症状发生率的不同,首发症状可以分为常见首发症状、可见首发症状和偶见首发症状。根据首发症状提供的信息在临床决策依据中的不同作用,首发症状可分为特异性首发症状和非特异性首发症状。

(一) 常见首发症状

常见首发症状是指发生率在40%以上的首发症状。显然,常见首发症状和疾病本质的联系具有稳定性,是疾病表现的一般形态。

肝区疼痛是绝大多数(发生率在50%以上)中晚期肝癌的常见首发症状;85%的膀胱癌患者以反复发作的无痛性间歇性肉眼血尿为常见首发症状;不明原因的干咳,是肺癌常见的首发症状,约90%的患者早期有此症状;眼睑下垂、复视等首发症状在重症肌无力中发生率占90%以上;几乎所有第四脑室肿瘤病人的首发症状都为由颅内压增高所致的头痛。这些可信度很高的信息,是临床决策的基本依据之一。

(二) 可见首发症状

可见首发症状是指发生率在10%~39%之间的首发症状。可见首发症状是临床决策不可忽视的临床表现,其发生率与多种因素有关,如患者个体差异。

肺癌病人以发热为首发症状的发生率约20%左右;约30%的肺癌患者的可见首发症状是轻度胸部隐痛,常固定一处;鼻咽癌可见首发症状有鼻塞、血涕、头痛、面麻、复视和鼻咽肿块、颈部肿块、颅神经麻痹三大体征。其中,约36.5%的病人以颈部淋巴结肿大为首发症状就诊,血涕的发生率约26.4%。耳鸣、耳聋发生率约分别为13.4%、11.7%。

需要注意的是,分析可见首发症状的信息,应该结合其他资料,综合考虑,不轻易地以其是否具有而肯定或否定某种疾病的存在。

(三) 偶见首发症状

偶见首发症状是发生率在9%以下的首发症状。偶见首发症状容易被疏漏,在临床决策时应对其保持敏感性。

狂犬病的常见首发症状为恐水、怕风、吞咽困难。吴书州等报告以异常射精为首发症状的狂犬病5例,属于偶见首发症状[1];韦永安报告以言语及闭口障碍为首发症状的胃复安中毒,临床少见[2]。

对偶见首发症状的忽略是导致临床决策的失误原因之一;而对之进行研究和思索,有利于临床决策水平的提高。

(四) 特异性首发症状

特异性首发症状是某种疾病特有的首发症状,是临床决策依据中"有之必然,无之未必不然"的充分条件。

皮肤病是无肌病性皮肌炎的常见首发症状(约占80%),其中一些具有特异性的首发症状,可作为临床决策的依据。Gottron征表现为在掌指关节和近指关节处皮肤有红紫色的斑丘疹,顶面扁平,伴少许脱屑,久后皮肤萎缩,色素减退。在甲根皱襞可见僵直毛细血管扩张和瘀点,由Gottron在1930年首先描写,被认为是皮肌炎的特异性皮疹。

特异性首发症状对临床决策具有一锤定音的作用,以特异性首发症状为基础的临床诊断决策,准确性毋庸置疑。

(五) 非特异性首发症状

非特异性首发症状是某类疾病共有的首发症状,一般而言,是临床决策依据中"有之未必然,无之必不然"的必要条件。咳嗽、咯血和血痰是肺癌的常见首发症状,但并不是特异性首发症状。仅仅依据咳嗽、咯血和血痰作出肺癌的诊断是不充分的。但临床决策时要考虑非特异性首发症状在某些情况下有一定的特殊性。咯血和血痰虽不是肺癌的特异和必有症状,但特别是40岁以上病人,既往无咳血病史,突然出现不好解释的血痰,则应想到肺癌的可能。

二、首发症状的临床意义

对首发症状的分析,可以提供临床决策的基本思路、基本信息,加深对疾病的理解;特异性的首发症状本身就是构成诊断决策依据的一部分。具体表现在通过对首发症状的分析,可以获得关于早期诊断、疾病内在特征、病灶发生部位、疾病发病机制、病情进展预后和鉴别诊断要点等诸多信息,为走向科学的临床决策创造条件。

(一) 提示早期诊断决策信息

首发症状包含着早期诊断决策的信息,对之正确认识和分析有利于避免延误诊断。相当一部分疾病的早期诊断对于提高治愈率、提高生活质量、改善预后和避免恶性预后、提高生存率具有重要甚至决定的意义。而早期诊断的决策又在很大程度上取决于对首发症状的认识。忽视首发症状中包含的早期诊断信息,早期诊断将演变为延误诊断。

早期肺癌的常见或可见首发症状有咳嗽、咯血、发热、胸痛、胸闷、气短或乏力。其中咳嗽为首发症状者约占 45%,咯血为首发症状者约占 20%,这些肺部特异性的首发症状,容易引起人们的警觉;但一些非特异性的、偶见或少见、间断出现的首发症状,常为人们忽视。冯顺来分析 158 例肺癌患首发症状和延误诊断的关系时指出:最容易忽视的肺癌首发症状是乏力,平均延诊时间长达 6.2 个月以上。[3]

(二) 提示疾病内在特征

由表及里把握疾病本质,是临床科学决策的基本途径。首发症状是疾病首先表达的疾病本质的外在表现,它的出现有着内在的病理学机制,提示着疾病内在特征。

头痛和颅神经损害是鼻咽癌的最常见的首发症状,其中尤以第Ⅱ、Ⅲ、Ⅳ、Ⅴ、Ⅵ对颅神经损害占多数。鼻咽癌早期侵犯神经系统的特征是鼻咽癌咽旁侵犯,高达 80%。这是因为在咽旁的上方正好是岩尖和斜坡构成的破裂孔,鼻咽癌侵犯颅底骨的最常见途径之一是癌肿浸润咽旁,然后向上经破裂孔侵蚀颅底骨质并向颅内蔓延,以至产生头痛和颅神经损害的症状,此型称颅神经型;还有淋巴结转移型和混合型。通过对首发症状的分析,充分认识首发神经系统症状的早期鼻咽癌的临床特征,并及时进行鼻咽部的 CT 或 MRI 扫描,反复多次的鼻咽镜检查及活检,对早期诊断、减少漏诊和误诊非常重要。[4]

(三) 提示病灶发生部位

确定病灶部位是明确诊断、拟定治疗方案、实施临床决策的前提,某些病灶部位深藏于内,依据首发症状和病灶部位的关系,进而通过对首发症状的分析确定病灶部位,是临床决策过程中必须明了的问题。

在肠癌的定位中,首发症状以腹痛、发热、消瘦、乏力、贫血和腹部包块为主的,右侧结肠癌为多;首发症状以血便、大便性状和习惯改变为主的,左侧结肠癌和直肠癌为多。沈斌报告以癫痫为首发症状的脑血管病的临床发作类型与病变部位有关。急性脑血管疾病的癫痫发作类型多为全身强直阵挛性发作,其次为单纯部位性发作。蛛网膜下腔出血患者急性期癫痫发作中,全身强直阵挛性发作占85%。[5]

(四) 提示发病病理机制

通过首发症状推演发病机理,可以加深对疾病的认识,从而为临床决策提供有力的佐证。

肝豆状核变性以神经症状为首发症状者占50%,其神经系体征主要以基底神经节损害体征为主。约在50%的病人中有小脑体征,其中一半病人小脑体征是主要神经系体征。体检可见肌张力增高,亦可能波动不定。轮替动作不能。指鼻试验可引致粗大震颤,腱反射可亢进,偶有伸性跖反射。感觉系统正常。丘脑下部损害时可有肥胖、高血压、高热等。

(五) 提示疾病发展预后

预测预后是临床决策的重要内容。早期发现、早期诊断、早期治疗是干预预后的关键。因此,高度重视和分析首发症状中蕴涵的预后信息,是实现"三早"的具体措施。

膀胱刺激症状可以是膀胱肿瘤的首发症状;凡出现膀胱刺激症状者,一般为预后不良的征兆。高血压性脑出血患者的意识障碍程度与病死率成正比,昏迷越深,病死率越高。首发症状有意识丧失者93%预后不良。

(六) 提示鉴别诊断要点

鉴别诊断是临床思维的难点,从首发症状中筛选鉴别诊断信息的能力,是每一位临床决策者应该具备的。

胰腺癌无特异性症状,临床症状与癌肿部位、病变早晚及邻近组织受累的程度等有关,其首发症状极易和胃肠、肝胆等疾病相混淆。胰头癌首发症状以腹痛、黄疸、上腹胀不适等为最常见,胰体尾癌则以腹痛、上腹胀不适、腰背痛为多见。

三、首发症状的复杂性征

复杂性是相当一部分疾病过程的固有属性。首发症状的复杂性是疾病表象复杂性的一部分,与人体结构—功能系统的复杂性相关,与人体成份的多样性相关,与疾病过程中的非线性联系的复杂性相关,与疾病因果联系的复杂性相关。人类所面临的认识客体没有一个是比病象更为复杂的:有的疾病有特异性的临床表现,有的疾病无特异性表现;有的疾病症状表现很典型,有的疾病症状表现不典型;有的病人同时存在两种以上的疾病,不同症状相互作用;有的疾病症状与其他疾病症状酷似;有的疾病症状极不明显,甚至于无症状;有些器质性疾病却以功能性疾病的症状表现出来;随着病情的发展,可以出现继发症掩盖原发症,或原发症掩盖继发症的情况;有时由于一种病变先后侵犯多个器官,或几个病变同时存在,交叉影响,使临床表现变得极为复杂。这些复杂的疾病表象,经常是通过首发症状表现出来的,干扰临床决策的正常推进,是导致误诊误治的认识论原因。

(一) 无特异性

首发症状无特异性,是首发症状复杂性的基本表现之一。这个临床决策面临的最棘手的问题,是导致临床诊断决策失误的主要因素。在以症断病的模式下,查证无特异性的首发症状与特定疾病的联系,缺乏相应的条件支持是困难的。许多疾病难以诊治,容易误诊,问题就在于首发症状无特异性。

淋巴瘤系一组起源于淋巴结或淋巴组织的恶性肿瘤,由于其原发部位和扩展范围的不尽相同,因而首发症状的出现早迟或具体表现亦有所不同,易被误诊。误诊的类似病型，与首发症状有关，诸如以胃肠出血为首发症状者常被误诊为胃溃疡或恶变，心包积血者常被误诊为结核性心包炎，反复咯血者常被误诊为肺结核或支气管扩张或肺癌，重度贫血者常被误诊为缺铁性贫血、再障或恶网、白血病，慢性腹痛者被误诊为慢性胆囊炎、胃炎、胰腺炎等，反复发热者被误诊为胶原性疾病、结核病或沙门菌感染或伤寒等。

（二）不典型

首发症状不典型，是首发症状复杂性的基本表现之二。当首发症状呈现不典型状态的时候，临床决策无法依循常模而需要审慎而行。

老年心肌梗塞不典型的首发症状比率较高。有的以无痛性心肌梗塞为表现，有的常以心力衰竭症状为主，突然出现呼吸困难、胸闷、气促、不能平卧；有的则酷似中风，出现晕厥、抽搐、一过性意识丧失、肢体瘫痪或暂时性失语等症状；有的则首先出现消化道症状，常见的为上腹部疼痛、恶心、呕吐等；有的病人患有某种慢性病，如肺心病、高血压等，发生心肌梗塞时，常易被误认为这是原有病情的改变，刘营健报告老年人急性心肌梗塞非典型的首发症状者占 45.3%。[6]

（三）表现多样

首发症状表现多样，是首发症状复杂性的基本表现之三。首发症状本身是多样性的存在，其多样性可视为疾病表现形式的不可化简的复杂性。

系统性红斑狼疮（SLE）是一种累及多系统多器官的慢性自身免疫性疾病，临床症状非常复杂，其首发症状更是多种多样，早期极易误诊。郎连松分析 178 例 SLE 的首发症状多样性，指明其分布情况有关节症状、发热、皮疹、脱发、口腔溃疡、雷诺现象、水肿、蛋白尿、血尿高血压、肌痛、肌无力、消化道症状、膀胱刺激征、光过敏、淋巴结肿大、头痛、甲状腺症状等等近 20 种，涉及多系统多器官，致使临床决策失误率上扬。178 例患者，有 76 例（42.7%）患者曾被误诊，其中有 32 例（18%）被误诊两个以上的疾病。误诊病种多达类风湿性关节炎、风湿性关节炎、干燥综合征等 30 种疾病。[7]

(四) 内外混淆

本系统疾病以外系统疾病为首发症状,是首发症状复杂性的基本表现之四。人体是一个相互联系的整体,各部分之间的有机联系,使某系统疾病以另一系统疾病为首发症状成为可能。

心脏是血液循环的总驱动器,与全身各脏器都有着密切的联系,心脏疾病引起的循环功能障碍除影响心脏本身以外,还直接或间接影响到神经、呼吸、消化等多个系统的功能,并出现相应的症状。当患者以这些系统的症状为首发或表现突出时,往往会误导对心脏本身病变的识别,影响临床决策。右心衰可以腹痛、腹泻为首发症状,是因为心衰患者心排血量下降,不能满足机体的需要,以致组织血流减少循环不畅。右心衰是以体循环淤血为主,临床主要表现可因肝及胃肠淤血而出现纳差、腹胀、恶心、呕吐,甚至类似急性肠炎的腹痛、腹泻症状。

(五) 形神错位

躯体性疾病以精神症状为首发症状,是首发症状复杂性的基本表现之五。生理和心理不可分割的联系使躯体性疾病以精神症状为首发症状成为可能。

莱姆病通常以皮肤慢性游走性红斑为首发症状(第一期),且慢性游走性红斑是本病的特征性皮肤表现,见于75%的患者。但莱姆病的首发症状复杂多样。李华报告以精神症状为首发症状的莱姆病起病突然,很少伴有皮肤损害、心脏、神经或关节炎症状,血清 IgM 抗体效价增高出现较早,可与莱姆病感染后期导致的精神异常区别,其神经精神症状错综复杂,因缺少特异性而易误诊、误治。[8]

(六) 首发并发

首发并发症现象,是首发症状复杂性的基本表现之六。并发症是指在原发症发展过程中,由原发症和/或由其他致病因素引发或诱发的病症。[9] 一般情况下,原发症和并发症是先行后续的关系,也就是说,并发症是在原发症发展过程中才出现的。但是,在临床决策过程中,我们会发现首发并发症的现象。认识首发症状的这种复杂表现,可以加深对疾病本质的把握。

周庆平和张惠禅报告的糖尿病首发并发症有：糖尿病癫痫、糖尿病脊髓病、糖尿病性脑神经麻痹、糖尿病性胃轻瘫等。[10]

目前，对首发症状的研究多局限于某个具体的病种，而概括性的、理论层次的研究力度不足、深度不够。如首发症状的发生形式、原因、机制的一般理论、首发症状与主要症状的关系等，都是亟待深入研究的问题。

注释：

[1] 吴书州等：《以射精为首发症状的狂犬病5例》，《川北医学院学报》，2000年第15卷第1期，第109页

[2] 韦永安：《以言语及闭口障碍为首发症状的胃复安中毒1例》，《中国药物与临床》，2005年第5卷第12期，第963页

[3] 冯顺来：《158例肺癌的首发症状与延误诊断分析》，《临床荟萃》，2000年第15卷第13期，第610页

[4] 钱传忠等：《首发神经系统症状的鼻咽癌22例临床分析》，《临床神经病学杂志》，2000年第13卷第3期，第169页

[5] 沈斌：《以癫痫为首发症状的脑血管病41例临床分析》，《中华现代内科学杂志》，2005年第10卷第12期，第432页

[6] 刘营健：《老年人急性心肌梗死75例首发症状分析》，《中华老年心脑血管病杂志》，2006年第8卷第4期，第230页

[7] 郎连松：《178例系统性红斑狼疮首发症状误诊分析》，《医师进修杂志》，2005年第28卷第12期，第35页

[8] 李华：《以精神症状为首发症状的莱姆病13例分析》，《中华精神科杂志》，2003年第36卷第2期，第68页

[9] 刘虹：《论并发症的制约因素》，《医学与哲学》，2001年第22卷第1期，第18页

[10] 周庆平、张惠禅：《不典型糖尿病首发并发症与发病认识》，《临床荟萃》，1999年第14卷23期，第1099页

众里寻他
——特殊病征与一般病征

  如果我们能够发挥好特殊病征和一般病征在诊断中各自具有的不可替代的作用,拨开一般病征的表征搜寻特殊病征的踪迹,在特殊病征的坐标中扫描疾病本质的定位,那么,我们就有可能有"众里寻他千百度"的感受。

一、特殊病征和一般病征内涵特征

(一) 特有与共有

临床医生收集到的各种临床资料，概括地说来有两类：即特殊病征和一般病征。

尿路结石的症状有：疼痛、血尿、排尿异常（中断、闭尿）、排出尿石或尿沙、尿路感染、触痛等。X线、B超可见结石数目和大小。在以上症状中，排出尿石或尿沙、X线、B超所见尿石数目和大小等是尿路结石所特有的临床表现，我们可称之为特殊病征。所谓特殊病征是指某一种疾病所特有或多见的临床表现，反映该疾病性质的特殊性。以上症状中，疼痛、血尿、尿路感染等是某类疾病或几种疾病共有的临床表现，我们可称之为一般病征。一般病征是指某类疾病或几种疾病共有的临床表现，体现了疾病性质的普遍性。

(二) 充分与必要

特殊病征和一般病征都是疾病的外部表现形式，都由疾病的本质所决定。两者在一定的参照系上相比较而存在。作为疾病的症征，从逻辑上判断，特殊病征的出现意味着该疾病的必然性；但并不意味着该症状不可或缺。只要该症状出现，必然肯定该疾病的存在，而该疾病的存在并不意味着该症状必然出现。即该症状的出现是该疾病存在的充分而非必要条件。从病因上分析，在单一病因或特异性病因所致疾病特殊病征出现的可能性较大，多表现在病变机体的局部，而非整体。一般病征孤立地看对于判断是否某种疾病无特殊意义，在多病因因果网络模式中出现的机会多。在疾病的机制上，往往是两种或两种以上的疾病机制共同作用，因而往往表现为多器官、多系统的、整体的或全身性的症状。

(三) 差异与统一

疾病的特殊病征和一般病征是相互区别的。一般病征中概括地体现了疾病过程中共同的、本质的东西，而舍弃了特殊病征中具体特性；特殊病征作为疾病特殊矛盾的反映而表现各异，千差万别。疾病的一般病征和特殊病征又是统一的。一方面，一般病征存在于特殊病征之中，通过特殊病征表现出来，而特殊病征也总是与一般病征相联系而存在的；另一方面，一般病征和特殊病征在一定条件下相互转化。一般病征和特殊病征的联系和区别还体现在其诊断意义的差异上。一般说来,特殊病征由于比较直接地反映"这一个"病变的本质特点,从而可以直接构成诊断依据。一般病征反映的是共性的东西,故不能直接作为诊断依据。

二、特殊病征的绝对性和相对性

(一) 特殊病征的绝对性

1. 揭示疾病本质

特殊病征往往提供了判断病变性质的依据。

患者有明显的肌肉症状(疼痛、无力),究竟是进行性肌营养不良,还是重症肌无力,或是皮肌炎?这就要对特殊病征进行具体分析。若患者有皮疹、肌酸尿,休息后无缓解,而且不是从幼年开始,这些特点提示,不是进行性肌营养不良,也不是重症肌无力,而是皮肌炎。离开了对特殊病征的具体分析,将难以判定鉴别的本质。

2. 提示病变部位

特殊病征往往可以提示病变部位。

有高血压病史的老年患者突然昏倒,血压很高,并出现左侧偏瘫体症,检查脑脊液呈血性且压力增高,说明患者为高压动脉硬化性脑出血。如果患者右侧瞳孔较大,头和两眼偏向右侧,这个特点提示病变在右侧内囊。若患者昏倒后四肢瘫痪,两眼瞳孔高度缩小,且不久就发烧,这个特点说明病变是桥脑出血。如果患者瞳孔无特殊变化,偏瘫不明显,昏迷后有剧烈头痛,这个特点反映病变为蛛网膜下腔出血。

3. 鉴别相似疾病

在错综复杂的疾病现象中鉴别症状表现相似的疾病,尤其要具体分析不同的特殊病征。

咳嗽、胸痛、呼吸困难是呼吸系统疾病最典型的一般病征,在以下十种呼吸系统疾病中几乎都可见到这些一般病征:哮喘、肺炎、肺脓肿、肺不张、慢性支气管炎、慢性阻塞性肺炎、支气管扩张、肺栓塞、肺癌、肺结核。要想准确地作出鉴别诊断,只有仔细寻找特殊病征,如是否有哮鸣音、气道高反应性;是否咯铁锈色痰;X线所见是否有液气平面空腔等等。

(二) 特殊病征的相对性

1. 滞后性

特殊病征有时要在病情发展到一定阶段才出现,具有滞后性。许多疾病当特殊病征出现时,往往是疾病的晚期,预后效果不好。

勾端螺旋体病早期同一般传染病一样,只有感染的一般症象,待到黄疸出血型、肺出血型、脑膜炎出血型或肾功能衰竭型等的特殊病征出现时,则已接近晚期,治疗已很被动。

2. 缺损性

由于某种原因未见特殊病征,具有缺损性如发热、白细胞总数增加与中性分类比例升高,核左移同时出现,是一般感染的特殊病征。然而可因年老体衰的原因缺乏这些特殊病征的表现。

麦氏点压痛、反跳痛,通常是急性阑尾炎的重要体症,但某些个体感觉迟钝、反应性低,此体症可不明显。

3. 变异性

由于某种原因特殊病征发生变化,具有变异性。预防用药、免疫注射、抗生素的使用等原因,使许多人的疾病过程发生了变化。

如伤寒由典型变为不典型,主症轻化,并发症突出且多样化等。合并症的存在,可使疾病的特殊病征产生变异。又如间日疟原虫和三日疟原虫同时感染时,其临床周期发作的体温曲线就不典型了。

4. 易混淆性

由于某种原因特殊病征被误认,具有易混淆性。临床医生会将本来不是特殊病征误认为是具有决定意义的特殊病征。

对脑膜炎的特殊病征脑膜刺激症状——颈项拮抗,如不仔细检查和全面分析就会做出错误的判断。某医院接诊医生在无流行病学根据的情况下为一感冒发热伴落枕的患者行腰椎穿刺检查脑脊液就是一例。

因此,对特殊病征的诊断意义不能绝对化。如果在诊断中拘泥于特殊病征,往往贻误病情,甚至得不到正确诊断,为了把握病变的本质,需要做全面的综合分析,这就必须在重视疾病表现中的特殊病征的同时,也重视一般病征。

三、一般病征的条件性与整合性

(一) 一般病征作为诊断依据的条件性

一般病征在进行单独评价时,通常不作为诊断的依据,但当一个或几个一般病征(A)同特殊病征(B)结合出现的时候($A_1+\cdots\cdots A_n+B$),或多个一般病征结合出现的时候($A_1+A_2+A_3\cdots\cdots+A_n$),则可具有诊断意义。

(二) 一般病征在诊断过程中的整合性

1. 一般病征具有前提作用,有利于明确诊断方向

以一般病征为前提,才能对疾病诊断作出初步归类,才能可靠地根据特殊病征作出诊断。在某种意义上,一般病征甚至可以帮助医生明确诊断方向。

如果一患者的脑膜刺激症状明显,尤其以剧烈头痛为特殊病征诊断为蛛网膜下腔出血,那么,首先要检查一般病征,明确患者的疾病是在脑血管方面。离开了一般病征的前提条件,仅以特殊病征为诊断依据,有时难免以偏概全,造成漏诊或误诊。心电图出现异常 Q 波,为急性心肌梗塞的特殊病征,若仅以此特点做出诊断,就往往会同陈旧性心肌梗塞、某些严重的心绞痛相混淆。因此,临床上要求将一般病征同特殊病征结合起来思考,以避免片面性。

2. 一般病征具有综合作用,有利于对疾病资料的总体把握

临床上有许多疾病缺乏特殊病征,诊断只能依靠对一般病征的综合。例如散发性的黄疸型病毒性肝炎,常无明显的流行病学资料,而黄疸、肝大、发热、消化道症状、血清谷丙转氨酶增高等主要表现都不是此病特有的。可以说都是一般病征。对这种缺乏特殊病征的疾病,必须注意它的一般病征及其相互联系,从总体上来把握。不少疾病的诊断,正是依据对一般病征的

综合来排除其他疾病,认识其特殊本质的。尤其是不典型病例的鉴别诊断,对特异性不强的一般病征的综合分析,就显得更为重要了。

S—T段上升,T波倒置和Q波异常,是急性心肌梗塞的特征性心电图的表现。但临床上约有15%的心肌梗塞病例,由于梗塞发生在心内膜下或心外膜下或室壁内,即非穿壁性梗塞,心电图仅出现T波的改变。而T波的变化可见于多种病变。在这种不确定的具体情况下,综合临床所见的一般病征,即心前区持续疼痛、白细胞增高、血沉增快、血清谷丙转氨酶升高以及冠心病史,急性心肌梗塞的诊断可以成立。

忽略一般病征,将使我们在很多情况下失去诊断线索。
3. 一般病征具有提示作用,有利于疾病的早期诊断
一般病征的综合分析,是疾病的早期诊断的重要条件之一。在出现特殊病征时,疾病往往已不是早期。为了做到早期诊断,常常需要注意对一般病征的综合分析。

对胰头癌的诊断依据,是根据无痛性进行性加重的阻塞性黄疸作判断的。这当然是胰头癌的特殊病征。但作为一般病征的胆道内压增高和因代偿性加强排空而逐渐扩张,要比黄疸的出现早3个月到22个月。实际上胆道内压系统扩张的一般病征如肝脏和胆囊肿大、腹胀和腹痛,在能排除其他原因存在时,就已提示胰头癌的可能性了。再结合逆行胆道造影等必要的检查,是可以早期做出诊断的。

可见一般病征能够为进一步认识病变的性质、部位和原因,提供深入思考的基础和方向。若不注意具体分析一般病征的临床意义,拘泥于某一两个特殊病征,有时会使我们失去早期诊断的时机,造成治疗上的困难。
总之,在诊断认识中要对特殊病征和一般病征"具体情况具体分析",切忌绝对化和片面性。

潮生潮落
——疾病过程

疾病的发展转归与人生浮沉、世事升降、朝代兴衰一样，恰似潮生潮落、花开花谢，是在内在矛盾的推进下，经历由量变到质变、从局部到整体或可逆或不可逆的变化发展的客观过程；人们对疾病的认识也需要一个由浅入深、由表及里、由外向内不断演进、深入和升华的过程。

一、疾病过程的内涵和本质

(一) 概念和要素

"过程"一般理解为"事情进行或事物发展所经过的程序";在哲学家的视野中,"过程"是标示物质运动系列的哲学范畴,是物质运动、变化和发展系列的集合。事物不仅总是作为过程而出现,而且总是作为过程而向前发展。医学哲学的疾病过程范畴有两种含义,其本体论含义是指疾病自身客观的运动、变化和发展,其认识论含义是指人们对疾病主观认识的演进、深入和升华。

疾病过程是由疾病发展阶段和疾病中介环节这两个基本要素构成的。疾病发展阶段,是指疾病运动系列中特定时间、空间的集合,如病因启动阶段、量变阶段、质变阶段;疾病中介环节则是相邻阶段之间发生联系的中介或纽带,如诱发环节。疾病过程表现为许多阶段和相应的环节的整合。

(二) 特征和本质

疾病过程具有整体性、层次性和开放性的特征。疾病过程的整体性,是指疾病过程是由它所包含的要素——疾病阶段和中介环节按照一定的程序、结构组成的有机整体。疾病过程的层次性是与过程的系统性相一致的,层次性是过程系统性最明显的表现。疾病的运动过程是一个相互关联的运动系列,这个系列是由许多不同层次的小的运动系列构成的,正像一个大的系统是由许多小的系统构成的一样。疾病过程的开放性是同无限性相联系的一个问题。疾病过程不是封闭的和孤立的,而是与其他事物的运动过程相联系,是开放的。疾病的过程是可以划分为更多的小过程;同时,在各种条件的作用下,疾病的发展必然出现向不同方向转化的趋势。

疾病过程的本质在于疾病矛盾的特殊性。不同疾病之所以总是以不同过程出现,是因为任何疾病都包含着特殊的疾病矛盾。所以,要揭示疾病发展过程的本质,就必须揭示疾病过程中疾病矛盾各方面的特殊性。把握疾病复杂过程中的本质,必须要抓住在疾病过程中处于支配地位的主要矛盾和矛盾的主要方面,否则不能真正把握疾病过程的本质。

二、疾病过程的阶段和方向

疾病过程的发展一般要取决于多方面的因素,其中主要是早期诊断、疾病性质、个体差异和医疗水平。

(一) 量变—质变阶段[1]

1. 质与量

疾病的质是指疾病的内在的规定性。一般说来,疾病的病因、病理、病机、遗传机制等就是疾病内在规定性的表现。例如,休克的病因不同,决定了休克的性质、类型、诊断、治疗、发生、发展、预后和转归。疾病的量是数量、大小、状况等限定疾病的规定性。例如,人体的白细胞计数、病变程度、病变范围都属于疾病量的范畴。

一定的质总是和一定的量联系在一起的。人体的生理过程、病理过程是一定质和一定量的辩证统一,都表现出质与量的相互制约和相互联系。质制约着量,一定的质必然具有一定的量,量总是一定质的量;量制约着质,一定的量总是体现和反映着一定的质;有的情况下,量对质的限定十分严格,低于或高于一定量,其性质就会发生改变。

2. 度及其意义

质与量的统一可称之为"度"。度是一定质态(如生理状态)数量的限定,它是一个范围和幅度。这个幅度和范围的两端,是度的关节点,在度的范围和幅度之内,事物保持稳态,处于量变阶段。量积累超过关节点,就超过了度,会发生生理过程和病理过程的相互转化。

度是区别不同质的数量指征,生理生化的许多阈值,临床中各项化验的参考值,都是反映各种生理或病理状况数量界限的"度"。

水是生命活动须臾不可缺少的,而人对缺水代偿能力的幅度是很小的。成人每天需水 2 000~2 500 毫升。人体缺水到了一定的度,将引起严重后果。医学上将缺水分为三度:缺水占体重的 2%~4%,称轻度脱水;占体重的 5%~7% 称中度脱水;占体重的 8% 以上,称重度脱水。

生理过程和病理过程中的度受到个体差异的制约,不同的个体,其生理和病理方面的度存在差异。例如变态反应原的量和度的问题,有变态反应的人对微量的变态原就会产生反应,而没有变态反应的人,虽大量接触也不会发生变态反应。

3. 量变质变及其转化

疾病过程中的量变,是指病情发展处于相对平衡、缓慢进展的运动状态,这时只有数量的变化,没有性质的变化。从病原体的侵入机体到发病之前,是量变状态的运动。症状暂时受到控制,甚至可无明显表现。在量变状态下,人体的抗病能力和致病因素势均力敌,处于相对静止的抗衡状态。但是,动中有静,静中有动,疾病的量变只是疾病运动过程的一种特殊状态。

疾病过程中的质变,是指病情处于剧烈变化、明显进展甚至恶化的运动状态。在疾病过程质变的基础上,又会产生新的量变。

当慢性肾小球肾炎发生肾功能不全时,血中的非蛋白氮增多,出现轻度贫血和夜尿增多,发展下去,就会形成明显的氮质血症、酸中毒、水和电解质紊乱,甚至损害到循环、消化、神经系统,呈现尿毒症。这些都是由于肾功能不全带来的新的量变。

量变和质变的运动在一定条件下是可逆的。如生理状态和病理状态是两种既有联系又有区别的两种过程。在生理过程中,致病因素的作用一旦打破了物质代谢或功能活动的正常的相对平衡,量变达到一定的限度,便转化为一定的病理过程,即量变引起质变。

胆固醇对合成胆盐、肾上腺皮质激素、性激素、维生素D等都是必要的。人体几乎所有组织都能合成胆固醇,每天约可合成2克,比一般每天摄入量0.5克多好几倍。但若摄入和合成的胆固醇过高,则形成高脂血症,可导致冠心病等病变。

反过来,在一定条件下,病理过程也可以在质量互变中转化为生理过程。急性传染性肝炎的病人,在恰当的治疗下,机体可以战胜肝炎病毒,并以新的肝细胞代替变性坏死的肝细胞,逐步恢复肝脏的正常功能,消除各种症状,从而恢复健康。人体之所以会发病,疾病之所以可以治愈,根据就在于生理过程和病理过程的可逆性。

量变和质变的运动,显示出病理过程的不同分期。在量变和质变的转化过程中,疾病又可以在总的量变过程中出现部分质变,从而使疾病表现为不同的分期。

原发性高血压的根本矛盾,是血管运动中枢发生障碍,由此造成小动脉和血容量等的一系列改变,使病理过程区分为不同的阶段。第一期,血压增高呈波动性和间歇性,舒张压在90~100毫米汞柱之间,并不难缓解。第二期,呈持续性血压增高,舒张压在110毫米汞柱以上;长期反复的痉挛,使细小动脉开始硬化,出现心、脑、肾的病变;心脏出现代偿性肥大。第三期,全身小动脉广泛硬化,除造成心、肝、肾、脑的不同程度的损害以外,并伴有严重的功能障碍。

(二)局部—整体阶段[2]

疾病过程由局部到整体,一般经过以下5个阶段。前4个阶段是可逆的。

1. 影响整体功能的发挥

在疾病发展过程中,局部的病理改变常常不是孤立的,它可以通过不同途径,影响整体功能的发挥,使机体正常的生命活动受到限制、抑制等不同程度的影响。

2. 导致机体失衡

在致病因子的作用下,机体内各系统的器官往往产生相互协调的作用,建立抗损害的斗争体系,但如果损害力量过于强大、时间持久或机体抗损害力量相对弱小,体内的动态平衡将受到破坏。

3. 引起全身反应

如局部损伤合并细菌感染的炎症反应,临床上局部可有红肿热痛及功能障碍等炎性特征性表现。而且可以由于细菌侵入血液产生毒素引起发热。血液中白细胞有不同程度的上升,网状内皮细胞增生等全身反应。

4. 引发多系统症状

在侵入血液的细菌数量多、毒力大、机体抵抗力低下的情况下,可引起败血症而出现神经、呼吸、消化等系统复杂多样的临床病象。

5. 多器官功能衰竭导致死亡

多器官功能衰竭是指机体在经受严重损害(如严重疾病、外伤、手术、感染、休克等)后,发生两个或两个以上器官功能障碍,甚至功能衰竭的综合征。

胃癌在病理解剖上,原发灶是胃粘膜上皮的非典型增生,形成过度增生的新生物——胃癌肿块;随着病情的进展,肿块可因缺血而坏死、溃疡、出血、刺激神经而引起疼痛感;病情不断进展,这种局部病变可以通过癌细胞的转移影响其他脏器,造成多脏器功能衰竭最终死亡。

(三) 可逆—不可逆方向

防止和控制疾病过程向恶化的方向发展,促使疾病过程向转归的方向发展是临床工作的重要任务。但是,疾病发展过程是可逆的还是不可逆的,却是一个受到多种因素制约的复杂问题。这些因素主要包括就诊时疾病进展的程度、疾病的性质、病人的个体差异、医学对该疾病的认识水平和治疗水平、就诊医院的条件、经治医生的医术和医德等等。在其他因素相同的情况下,早期诊断是病程转归的决定因素。一般认为,早期诊断对于提高治愈率、提高生活质量、改善预后和避免恶性预后、提高生存率具有重要甚至决定的意义。

肿瘤的早期诊断的正价值受到广泛认同。早期癌症治疗后,80%～90%的病人可望获得良好的预后。肝癌只要早期发现和有效治疗,其病程是可逆的。

三、疾病过程的动力和结局

(一) 矛盾的发生与解决

疾病过程的实质内容在于疾病矛盾的不断发生和解决。疾病的各种不同矛盾可以归结为损害与抗损害的矛盾。损害与抗损害的矛盾,是推动疾病过程发展变化的基本动力。

1. 损害与抗损害

所谓损害因素,是指自然界中存在的和机体内部本身能够破坏机体组织的正常结构和功能,使正常的动态平衡失调并发生疾病的一切因素。疾病过程中的损害因素可以由致病因子直接作用于一定的组织或器官引起它们的损伤;致病因子通过体液因素的作用,导致失水、失血等;致病因子通过神经反射引起损伤反应等。这三种损害因素的三种作用密切相关,在同一疾病中往往是以一种以上的作用方式相继发生或同时发生。

所谓抗损害因素,是指人体的抗病能力和自愈能力,它包括人体的防御功能和代偿功能两个方面。代偿能力,指在疾病过程中器官的结构遭到破坏,功能代谢发生障碍,机体通过调整原器官或其他有关器官的功能、结构及代谢予以代替补偿,使各器官之间又重新趋于协调,建立新的平衡关系。

这种过程称之为代偿,是机体的一种重要的抗损害因素。代偿能力包括:形态代偿、功能代偿、代谢代偿、修复。机体的代偿能力不是无限的,如果器官损害的范围及功能障碍的程度超过了机体的代偿能力,就要发生代偿失调。而人体的防御能力是多种多样的,包括人体皮肤粘膜的屏障作用,肝脏的解毒作用,肾脏的排除作用和淋巴系统的免疫功能等等,它们都是人体中该组织器官自身的功能。机体的这种功能在防御外来损害和疾病感染上起着重要作用。这是在生物进化过程中逐渐完善的。愈是高等动物,这种功能愈为复杂也愈臻完善。最典型的代表就是特异性及非特异性免疫功能。

2. 贯穿于疾病的全过程

由于损害力量和抗损害力量对比的变化,疾病出现不同的阶段性,在同一疾病的不同发展阶段普遍存在损害与抗损害的斗争;同时,损害与抗损害的矛盾还普遍存在于疾病过程的各个方面。在形态结构方面,表现为组织结构的损伤和再生、修复的斗争;在机能方面,表现为破坏与代偿的斗争;在代谢方面,表现为代谢障碍和代谢代偿的斗争。矛盾存在于疾病发展的整个过程和各个方面,在疾病过程中,时时处处都有损害、抗损害的矛盾斗争,这是疾病发展的普遍根据,也是我们观察疾病的普遍原则和方法。

(二) 对比和结局

1. 力量对比是关键

损害与抗损害这对矛盾处于不断的斗争过程之中。双方力量的对比变化,决定着疾病的发展方向和结局。当抗损害因素占优势,完全战胜了损害因素,疾病就会向痊愈的方向发展,使机体恢复健康;当抗损害因素不能完全战胜损害因素,而损害因素又继续存在于机体内部的时候,机体就处于不完全康复状态,只好通过代偿作用维持着正常的生命活动;当损害因素占优势,抗损害因素不能有效地抵御损害,疾病向坏的方向发展,甚至导致死亡。

2. 相互转化

抗损害因素转化为损害因素。机体的抗损害因素在一定条件下可以成为损害因素而引起疾病。如代偿虽然对机体有利,但在一定条件下,又有不利的一方面。

高血压病的心肌肥大,虽能增加心肌的收缩力,但肥大的心肌又需要更多的营养物质供应。而心肌的血液并不能相应增加,肥大的心肌纤维与毛细血管之间的弥散距离又有所增大,因此肥大性的心肌是相对缺血的,容易因各种刺激而发生心功能不全。这里代偿这一抗损害因素就转化为损害因素。

损害因素向抗损害因素转化。在疾病发展过程中，许多由致病因子直接引起的损害反应，反过来向抗损害因素转化，调动了机体的防御免疫反应，从而有利于机体控制并消灭疾病。

许多突发性疾病在感染时伴有由于细菌的内毒素及病毒而引起的发热反应，发热如果超过一定程度就会严重影响机体代谢过程，引起各器官功能的紊乱，当体温达到41℃以上时，内脏器官实质细胞发生变性，脑细胞改变尤重，常发生昏迷、惊厥。但一定程度的体温升高可增强网状内皮质系统的功能，促进吞噬作用，增强肝脏解毒机能等。故临床上用发热疗法来治疗某些疾病，这里发热这一损害因素就转化为抗损害因素。

在疾病的诊治过程中，分清损害与抗损害这两种既对立、又统一因素的地位和作用，创造有利条件，采取相应措施，自觉地促使和利用损害因素向抗损害因素转化，预防和避免抗损害因素向损害因素转化，取得治疗的主动权，收到更好的疗效。

四、疾病过程的认识和意义

（一）认识疾病的特殊矛盾

疾病的发展有如下特点：第一，有些疾病的特殊病征，只是在发展过程中的一定阶段内才表现出来，具有滞后性。第二，有些疾病的相互区别点，只有在病情的发展变化之中才能显现出来，具有相似性——酷似性。第三，有些疾病的诊断往往需要反复地诊查，才能对病情有全面的认识，具有反复性。第四，对疾病过程中出现的假象的识别，也常常要有一个前后对照的动态观察过程，具有复杂性。这些特点要求我们要在疾病过程中去认识疾病的特殊矛盾。

（二）把握疾病的动态发展

在疾病的动态发展过程中去分析疾病的本质，要着眼于疾病的联系和对疾病的动态观察。动态观察是对疾病表现的历史与现状，时间和空间，变化与条件等因素联系起来，综合地进行观察的方法。一般需注意以下几个方面的联系:第一,现病史与过去史的联系。过去史与现病史往往有着直接的联系,为诊断提供重要线索和依据。第二,主要症状出现的先后次序,及其在时间、空间上变化的相互联系。主要症状的联系,常常反映疾病的性质。第三,临床表现的变化与条件之间的相互联系。一定条件下出现一定变化,是我们区别疾病不同性质的重要方法。第四,治疗效应与诊断的联系。治疗的效应,往往可以印证诊断是否正确。

(三) 实施动态诊断

疾病的发展是一个过程,对疾病的认识也是一个过程,因此我们对疾病的诊断应该是动态诊断。动态诊断的实质是把诊断视为一个动态过程而不是一个认识终点。动态诊断要求诊断不只是反映疾病某一阶段的情况,而是能够反映疾病过程的动态变化,这就要求临床认识主体用联系和发展的观点观察疾病表现,处理临床资料,把诊断看成是一个不断深化的认识过程;当疾病过程中暴露出以前尚未出现的新情况或疾病发展到一定阶段又出现了新的问题时,对其原有诊断就有一个是否与客观实际相符合的问题。如果原有诊断与之不符合或部分符合,则应进行修改,这个过程,可称之为动态诊断。

动态诊断是诊断正确性的保证。正确的诊断应是主观与客观的一致。不能认为疾病一经诊断就万事大吉,不必深入观察了。每个病人所患的疾病都有其特殊性,而且在病程发展中有时还可能并发性质相同或不相同的另一种疾病。临床认识主体在疾病发展过程中要处理好"既往诊断"和"重新诊断"的关系。"既往诊断"是医生对同一病人在前一次患病或前一阶段病程中所下的、已被临床实践证明是正确的"原有诊断",是对当时所患疾病的正确反映。但是,随着时间、空间的变化,疾病所反映的各种矛盾因素(如原发症与继发症、单一病种与多类病种、典型症状与不典型症状、病理变化与心理变化等)都在不断变化。认识客体的变化,必然要求思维主体作相应的变化。所以,临床思维也应是一个不断观察、不断思考、不断验证、不断修正的动态过程。在临床医生的思维素质中也必须相应地具有敏捷性、开放性、追踪性,否则将使自己的思维凝滞以及限制于对原有病情认识的框框里,局限在原来的诊断之中,缺乏对已变化的、错综复杂的新病情的追踪意识,那就很可能造成误诊,贻误病机。

动态诊断是提高诊断预见性的条件。在对临床资料的分析综合过程中,临床认识主体的主观能动性不仅表现在随着病情的演变而不断修正并提高自己的认识,而且表现在是否能做到正确的预见。动态诊断要从疾病过去看到疾病的现在,要从疾病的现在看到疾病的将来。对疾病的发展趋向和预后有一个基本的估计。

疾病发展规律是疾病运动过程中本身所固有的本质的必然的联系,它同疾病运动及其过程密切相关。疾病规律深藏在疾病过程中和各种表象背后,其显露有一个过程。且人的认识能力发展也有一个过程,因此,人们对疾病规律的认识不是轻而易举的事,而是要经历一个由片面到全面、由肤浅到深刻的过程。事实上,我们不可能在刚刚接触一个新的病种时就获得其全部认识;对某些处于早期阶段的疾病、不典型疾病、不典型症状的认识往往也比较困难。我们通常是在疾病发展的各个阶段和中介环节及其全过程不断深入考察中,获得的关于疾病规律的认识。认识疾病过程本质联系的过程,是在医学实践的基础上,从相对真理向绝对真理前进的过程。这一过程不是简单的知识的积累,而是在医学实践的基础上,认识的进化和革命、继承和批判彼此交织的辩证的历史过程。同时,对疾病过程本质的认识过程是在实践的基础上同谬误作斗争的过程。

注释:
[1] 刘虹:《医学辩证法概论》,南京:南京出版社,2000年,第271页~275页
[2] 刘虹:《医学辩证法概论》,南京:南京出版社,2000年,第153页

山重水复

——疾病复杂性

　　生命体组成成份不是简单的堆积,不是简单直线性关系;生命体存在于多因素、多变化的环境中,随时要接受外界的刺激和干扰,是一种远离平衡态的开放系统;生命系统具有不可逆性,被分解之后生命本身就不可再挽回。生命体的多样性和复杂性决定了疾病是复杂的,不仅病理过程复杂,而且心理、社会、环境等因素都会加深这种复杂性;许多复杂性疾病,如心血管疾病、癌症、艾滋病等皆是生命体多层次、多层面因素作用的结果。

一、生命和疾病是复杂的

(一) 生命的复杂性

1. 桑塔菲研究所的故事

20世纪80年代,一批杰出的科学家开始从新的角度来看待自然界和人类社会中一些复杂的现象,并且提出了复杂性科学的概念,引起了一批世界级科学大师的关注和多学科领域科学家的兴趣,一场跨学科、多学科融合的科学革命由此兴起。

复杂性科学研究的复杂系统涉及的范围很广,包括自然、工程、生物、医学、经济、管理、政治与社会等各个方面;它探索的复杂现象从一个细胞呈现出来的生命现象,到股票市场的涨落、城市交通的管理、自然灾害的预测乃至社会的兴衰等等。目前,关于复杂性的研究受到了世界各国科学家们的广泛关注。

1984年,美国新墨西哥州首府坎杨路桑塔菲艺术区,在一间租来的女修道院里的小教堂里,乔治·考温召集了包括诺贝尔物理学奖得主马瑞·盖尔曼和菲利普·安德森、诺贝尔经济学奖得主肯尼思·阿罗以及被称为"遗传算法之父"的约翰·霍兰在内的,具有物理学、计算机、经济学、化学、哲学不同学术背景的研究人员。他们有一个共同信念:要创立一个普照自然和人类的新科学——复杂性理论。桑塔菲研究所,这个洋溢着自由想象和创新精神的智库成立了,复杂性是这个非赢利、跨学科的研究机构的中心议题。在研究所的走廊里充满了对"复杂"这一新科学的激动人心的讨论。在他们的头脑中,复杂就好比一个大同世界,能涵盖从进化生物学到诸如经济、政治、历史这样的模糊学科。桑塔菲研究所的研究疆域不断拓展,其中对经济复杂自适应系统、混沌边缘、人工生命和系统进化的研究,对传统的经济学、社会学、生物学造成了巨大的影响。

2. 复杂系统

复杂系统由许许多多独立的因素在许多方面的相互作用而形成。比如千百万个蛋白、脂肪和细胞核酸相互产生化学作用,从而组成了活细胞;又比如由几十亿万个相互关联的神经细胞组成的大脑,以及由成千上万个相互依存的个人组成的人类社会。桑塔菲研究所的研究认为,具有海量数据,呈现非线性关系,具有自组织、自适应和涌现特征的问题是复杂问题或著称为"复杂系统"。

还有一些学者从人的认识能力的角度定义复杂性问题的。由于人的认知能力的限制,对一个现象或问题,如果需要同时"努力"注意、记忆、回忆、思考的对象(包括过程)超过一定数目,便会感觉到问题复杂、研究困难,少于这个数目,便会感觉到问题简单、研究容易,这个数目称为心理数。对于一现象,如果需要"努力"注意、记忆、回忆、思考的对象或过程超过心理数,则它便是复杂性现象。同理,在解决一问题的过程中,如果需要"努力"注意、记忆、回忆、思考的对象或过程超过心理数,它便是复杂性问题。

3. 生命不是简单的堆积

在20世纪后期,人们开始重视生命科学的复杂性和整体性研究,在继承还原论的精华的同时,强调系统的内部和系统之间的联系,系统的复杂性动力学特性以及整体功能和行为的凸现。

生命体组成成份不是简单的堆积,彼此间有广泛的相互作用,越是高级生命作用越广泛;组成成份之间的相互作用不是简单直线性关系,而是交错编织成网络,网络使生命体复杂性具有层次性特征;生命体存在于多因素、多变化的环境中,随时要接受外界的刺激和干扰,是一种远离平衡态的开发系统;生命系统具有不可逆性,被分解之后生命本身就不可再挽回。

整体并不等于局部之和,人体作为一个整体的系统,其复杂的功能和行为大于单个细胞的集合,人体的疾病和健康也复杂于单纯的生物学因素之和,特别是人类的疾病和健康过程,完全符合复杂系统的基本特性。

(二) 疾病的复杂性

1. 疾病复杂性是一个本体论问题

生命体的多样性和复杂性决定了疾病是复杂的,不仅生命体本身病理过程复杂,而且心理、社会、环境等因素都会影响病理过程;许多复杂性疾病,如心血管疾病、癌症、艾滋病等皆是生命体多层次、多层面因素作用的结果。

复杂性是疾病的基本属性,不是通过提高人的认识水平或认识手段的进步可以改变的。也就是说,如果一种疾病本身的属性是复杂的,无论人们对其本质的认识程度如何或者是否有解决的方法,它都是复杂的。从医学哲学的层面说,疾病的复杂性属性既有认识论意义,也有本体论意义。人们的认识水平提高了,可以加深对疾病复杂性的认识深度,但无法否定复杂性是疾病固有的、不以人的主观意志为转移的客观属性,不会因为医学的发达而消失。而且,正如霍金曾预言的那样,不论在生物领域还是在电子领域,复杂性都迅速地增加。

在现实中存在着某些诊治不困难的疾病,但诊治是否困难并不是衡量简单性还是复杂性的标准。事实上,诊治不困难的疾病其内在过程并不简单,正像蚯蚓这个物种看似并不复杂,但蚯蚓的大脑比目前的电脑还复杂。从表面上看似简单的疾病,本质并不简单。

疾病的复杂性本身就是复杂的。疾病复杂性存在着差异,疾病具有不同性质、不同层次的差异性。既不可以拿低层次的复杂性代替高层次的复杂性,也不可以拿高层次的复杂性否定低层次的复杂性,不可混淆不同性质的复杂性。对于不同性质不同层次的复杂性应使用不同的认识方法和处理方法。

2. 疾病复杂性的相关因素

疾病复杂性与人体结构—功能系统的复杂性相关。大脑有复杂的结构,大脑表现出的某些高级功能是不能在较低的层次上观察到的,其中有些是由各个单元之间的相互作用而涌现出的集体行为。脑功能的复杂性首先体现在各神经子系统自身的高度非线性、不稳定性和适应性;其次体现在它们之间相互连接的非均匀性及大规模并行等特点。不仅如此,即使在非常简单的神经系统中也存在着令人惊异的复杂性,这反映在它们的功能、演化历史、结构和编码方式上。比如,单个神经元放电的时间序列包含复杂多样的时间模式,反映了神经细胞内的复杂的动力学过程。

疾病复杂性与人体成份的多样性相关。经测定,组成人体的化学元素有几十种,各种元素占人体总量的比重不同。其中碳、氢、氧、氮占人体总量的 99.4%;硫、磷、钠、钾、镁、钙、氯等占人体总量的 0.05%;此外还有铁、铜、锌、铬、锰、钡、碘、硒、氟坤、钒等微量元素,虽然占人体总量的比例很低,但各自在人体中承担着特殊的使命。人体成份的多样性越大,其相互关系越复杂,将其组合为整体的复杂性越高;这些成份的缺失或者超量,引发疾病的机制相当复杂。

疾病复杂性与人体多层次结构相关。人体的结构层次从蛋白质、细胞核中的基因、组织器官到功能系统,不同层次逐级整合才能最终形成系统整体,而层次越多,复杂性程度越高;在疾病过程中的作用越复杂。与多层次结构直接相关的机体规模和数量也是复杂性的制约因素。人的一个细胞里面所含的基因大约3.5万个,由30亿对碱基组成。人的大脑皮层就有1000亿个细胞。更何况,疾病的复杂性不仅仅取决于量的限定,更在于质的复杂联系。基因网络的调节作用体现了生命的这种质的复杂性,就像如今的计算机网络一样,各个节点是相互联系的。对大肠杆菌的基因转录调控分析揭示,平均每个转录子调控三个基因,而且每个基因同时受控于两个转录子。真核细胞的基因调控联系肯定比细菌复杂得多,而我们目前尚无法测定这种巨大的复杂性。

3. 疾病的非线性联系

疾病的发生发展的终极原因是各种联系的相互作用。联系的相互作用有线性和非线性之分。线性意味着单一、均匀、不变、可逆,是一种比较简单的联系。疾病过程中不仅存在线性联系,也存在非线性联系。非线性意味着多样性、差异性、可变性、非均匀性、不可逆。疾病发生发展过程中各种非线性联系的相互作用是疾病复杂性的内在机制。如人体结构—功能系统受到损伤,在有效诊疗时间窗内救治,有一部分是可逆的,有一部分是不可逆的。可逆的过程一般比较简单,但不可逆的过程是一种非线性的,具有程度不同的复杂性。又如结构之间非线性联系。2001年2月12日,参与人类基因组计划的6国科学家宣布了有关人类基因组的初步研究结果,人类基因不是原来预计的8万至10万个,而是只有3.5万个左右。塞莱拉公司的首席科学家文特尔认为,人类基因数比预计的少得多表明了一种基因与多种疾病有关的复杂性。中国专家也认为,人类基因比预想的少说明生命科学是最复杂的科学,非线性很强。简言之,基因数目的多少并不一定决定生物的复杂性和进化程度的高低,而决定生物复杂性的根本原因在于,基因是如何表达和被管理的。

黑猩猩的基因只与人类的基因有2%的差别,但两者的差距却是天壤之别,关键就在于基因的表达和管理这种质的联系。科学家们认为应当从蛋白质来解释生命的复杂性,因为基因只是蛋白质的蓝图,基因与蛋白质的关系远非一对一,而是一对二、一对三甚至更多。少量的基因可以设计出繁多而复杂的蛋白质,如从消化食物到抵御疾病的蛋白质。

4. 疾病的复杂因果联系

在疾病的演变过程中,其因果关系的复杂性有多种多样的表现。从质的角度来看,生物性的致病因子、心理性的致病因子和社会性的致病因子相互影响、相互作用,形成复杂的耦合效应。从量的角度来看,有下列复杂情况:

有因无果。病因的存在不必然引发疾病。例如,咽部检出脑膜炎双球菌,带菌者并非均发生流行性脑脊髓膜炎。

一因一果。这是疾病因果联系中最简单的一种。例如,外伤。

一因多果。例如,吸烟可以引起肺癌、阻塞性肺气肿、膀胱癌等。

多因一果,这是疾病因果联系比较复杂的情况。具体可以分为以下几种情况:第一,因因并存引起一果,例如,吸烟、空气污染引起肺癌;第二,因因相联引起一果,例如,外伤+伤口污染+处理不当,导致败血症;第三,因因协同引起一果,例如,吸烟的石棉工人肺癌的发病率远高于单纯吸烟或单纯接触石棉者肺癌的发病率之和。

因果相关引起一果。例如,慢性支气管—阻塞性肺气肿—肺气肿。

多因多果。例如,鼻病毒、机体免疫功能下降等病因引起病毒性感冒和继发病如心肌炎等疾病。

二、疾病的复杂征象

人类所面临的认识客体没有一个是比病象更为复杂的:有的疾病有特异性的临床表现,有的疾病无特异性表现;有的疾病症状表现很典型,有的疾病症状表现不典型;有的病人同时存在两种以上的疾病,不同症状相互作用;有的疾病症状与其他疾病症状酷似;有的疾病症状极不明显,甚至于无症状;有些器质性疾病却以功能性疾病的症状表现出来;随着病情的发展,可以出现继发症掩盖原发症,或原发症掩盖继发症的情况;有时由于一种病变先后侵犯多个器官,或几个病变同时存在,交叉影响,使临床表现变得极为复杂。这里讨论无症状现象、疾病的假象、疾病诊断、治疗和疗效及其关系的复杂性。

(一) 无症状现象[1]

1. 无症状现象的表现形式

无症状现象是疾病本质隐匿的特殊的表现方式。无症状现象是指病人在疾病条件下生命活动异常表现未被感知、未被发现的现象,是疾病本质的一种隐匿的、特殊的表现形式。潜伏期不是无症状。潜伏期是客观体征出现之前疾病发展的过程,潜伏期之后必然继之以客观体征。无症状包含潜伏期。无症状本身是疾病表现的一种特殊方式,在无症状之后不一定继之以客观体征;但当无症状之后继之以客观体征时,这种无症状就是我们通常所说的潜伏期。

衣原体在生殖道引发的感染基本上就是"悄无声息"的损伤。女性的感染部位从生殖道开始,一直上行至输卵管,在这个感染过程中可以无任何症状。男性感染的部位在阴茎,所以排尿时有些轻微的疼痛。[2]

2. 无症状现象的制约因素

无症状现象的制约因素十分复杂。

第一,与疾病发展所处的阶段和病变程度有关。疾病的初始阶段,机体的整体状况制约着局部病变,病变处于微小的、不显著的量变过程中,不足以引起明显症状,不易为病人或医生察觉。

第二,与疾病基本矛盾双方力量对比状况有关。损害与抗损害的矛盾是疾病的基本矛盾,当损害因素尚未造成明显的形态改变,亦无明显的功能障碍时,可无症状;当矛盾双方斗争缓和的情况下,症状不明显,亦可表现为无症状。如损害一方力量弱小,而抗损害一方力量强大,人体免疫功能作用充分发挥,病变亦受到抑制,这时可无症状。同样,损害一方力量较强,抗损害一方处于劣势,斗争不激烈,某些疾病的某些病人一时亦可无症状。

第三,与应激状态相联系。当病人处于某种应激状态时,症状表现受到了干扰,一段时间内,也可以表现为无症状。

第四,与病人的个体差异有关。不同的病人在感受性、耐受性、生理状况、遗传因素、生活方式乃至年龄性别等诸方面的差异,可造成患同样程度的同一疾病的不同病人,有的症状明显,有的却无任何不适之感。外观病损相同的情况下,有些人有症状,有些人无症状。这里的主要原因就是病人的个体差异。

第五,与病原体运动方式和作用部位有关。某些病原体侵入体内后要达到相应的靶组织、靶器官才会造成损伤,出现症状和体征。这个过程有长有短。从损伤到出现症状之间有一段无症状的时间差。

第六,与病变部位的解剖特点有关。病变部位的解剖特点,也是导致无症状现象产生的因素之一。

第七，与用药状况有关。由于药物作用，原来可有症状表现的疾病可能以无症状的形式表现。

第八，与人们对疾病症状的认识水平有关。人们对疾病的症状表现的认识是不断深化的。而且，即使是医学水平能够揭示的疾病症状表现，也还受到当时当地主客体条件的限制。如人们囿于疾病的典型症状，有时会对某些不典型的症状表现视有为无。

3. 无症状现象的多元关系

无症状现象作为疾病表象的复杂性还体现在其与自觉症状、客观体征的辩证关系方面。

第一，同源关系。无症状、自觉症状、客观体征都是疾病条件下生命活动的异常表现，有着共同的疾病基础，是疾病内在矛盾的不同表现形式，从不同方面折射着疾病的本质。同源关系反映了三者之间的联系性。

第二，承接关系。由无症状到自觉症状和客观体征，许多疾病的发展过程都显现了这样的承接关系。在这种状态下，无症状是自觉症状和客观体征的初级形式、潜在形式；自觉症状和客观体征往往是无症状的逻辑延伸和必然结果。三者作为疾病本质在不同发展阶段中的不同表现形式，揭示了疾病症状从无到有，从小到大，从主观感受到客观表现的运动轨迹，体现了疾病发展的过程性。

第三，互动关系。无症状、自觉症状和客观体征三者之间随着疾病的发生、发展、转归过程的演变，是不断相互转化的，既可以由无症状向自觉症状、客观体征发展，也可以由客观体征、自觉症状向无症状转归。疾病内在的基本矛盾损害与抗损害双方力量对比的变化，是三者之间发生可逆性转化的根据。这种双向转化包含着疾病发展的不同方面和不同结局，说明了疾病发展过程的变动性。

第四，交叉关系。全面综合地考察无症状、自觉症状和客观体征三者之间的关系，我们发现，存在着多种复合、并列、交叉的情况：病人生前既无症状被本人感知，又无客观体征被医生发现，死后尸检发现病变；病人无自觉症状，健康体检却发现了客观体征；在疾病早期病人无症状，而后出现自觉症状，就医发现客观体征；病人患有官能性疾病，自觉症状明显，多方检查却无客观体征发现。交叉关系显示了无症状、自觉症状和客观体征三者之间关系的复杂性。

4. 无症状现象的处理方式

对无症状这种复杂临床现象的处理也是复杂的。对于无症状的疾病，是否需要治疗，如何进行治疗，应在对无症状现象深入理解的基础上，具体问题具体分析。

① 有的无需治疗。如有的学者认为，对无症状细菌尿病人，如未发现感染体征，以不作治疗为宜。

② 有的部分需要治疗。如对无症状高尿酸血症病人，其轻度者可不作治疗，但浓度过高，超过540umol/1，应予以别嘌呤醇治疗为宜。

③ 有的需要治疗，治疗方法与有症状的同类疾病相同。如无症状卒中的治疗与有症状的脑梗塞大致相同。

④ 有的需予以特异性治疗。如国外学者经研究认为，无症状性心肌缺血的发生机理是心率加快导致心肌需氧量增加，硫氮䓬酮能降低心肌需氧量，从而发挥抗心肌缺血作用。

(二) 疾病的假象[3]

1. 疾病假象体现疾病本质

在纷繁复杂的疾病表现中，有真象，也有假象。疾病真象是疾病本质正面的、一般的表现形态，在现行的理论体系下，疾病真象与疾病本质一致或基本一致，是疾病本质的一般表现形态，与疾病本质的吻合率高，解释力强。疾病假象从反面反映疾病本质，是疾病本质特殊的表现形态，与疾病本质相左或相去较远，吻合率低，解释力弱。疾病假象往往以否定方式反映事物的本质。疾病假象对疾病本质的表现具有完全不一致性和/或基本不一致性的特点。

2. 疾病的假象受多因素制约

疾病假象体现了疾病本质表现的多样性和复杂性。疾病假象往往与疾病真象交织并存，往往掩盖真象，是导致临床误诊误治的重要原因之一。

疾病假象的形成受到许多因素的制约，一般来说有以下几个具体类型：

Ⅰ型：是某一系统疾病以另一系统疾病的症状为主要表现而形成的假象。临床上某些疾病的本质，本系统疾病的症状不明显，其他系统疾病症状很突出，由表及里的诊断过程常为这种假象引入歧途。

Ⅱ型：是病人的功能代偿或失代偿而形成的假象。由于病人的代偿功能不同,即使同一局部的疾病其症状表现也不尽一致,甚至相去甚远。

Ⅲ型:是不同疾病的症状相互掩盖而形成的假象。随着病情的发展,可以出现继发症掩盖原发症,或原发症掩盖继发症的情况,或出现合并症,造成应有的症状被掩盖、被干扰或减轻的假象。

Ⅳ型:是以无症状为表现形态的假象。

Ⅴ型:是以不典型症状为表现形态的假象。不典型症状和疾病假象是两个既有区别又有联系的概念。不典型症状概念的关键在于症状偏离该种疾病的一般表现形式,疾病假象概念的关键在于从反面以否定的方式表现疾病的本质。

Ⅵ型:是病人机体反应低下而形成的假象。症状的出现本身,是机体在疾病过程中的一种反应。但当机体反应能力低下时,疾病症状的表现形式会偏离常态,出现假象。

Ⅶ型:是辅助检查方法的局限性和结果的相对性导致疾病假象。

Ⅷ型:是误诊疗效形成的假象。在误诊状况下的药物疗效,会形成疾病症状缓解、好转的假象。

Ⅸ型:是病人的某种生理特征形成的假象。某些病人由于生理特征可使症状表现偏离常态,造成假象。

3. 疾病假象成因复杂

疾病假象的依据可以是不同疾病之间的相互影响,可以是器官、组织、细胞之间的相互关系,可以是内分泌或免疫方面的不同作用,可以是疾病自身的病理过程,可以是机体内部生理、生化方面的变化,可以是遗传学、分子生物学层次上的内在机制。

临床上一些以肺外表现为首发症状的肺癌,如肺性骨关节病、柯兴氏综合征、类白血病反应、黑色棘皮病、糖尿病等,均会出现病人有肺外表现,但缺乏呼吸系症状的假象。而肺癌能产生异位内分泌激素和特殊的酶的作用是其深层次的成因。慢性肾小球肾炎晚期由于有病的肾小球已逐渐玻璃样变,血液不能通过,能通过的是功能还比较正常的代偿性肥大的肾小球,由于这样的病理过程,出现了血浆蛋白的漏出量较少,出现水肿不明显的假象。

疾病假象的形成受到与疾病相关的外部因素的制约。这些外部因素包括致病环境、病原体等等。例如重症结核病人可出现布氏杆菌凝集试验假阳性,这类假象可能是由结核杆菌和布氏杆菌这两个病原体的某种共同特征形成的。疾病假象的形成还有感官的局限性的影响。感官的局限性制约了临床认识主体真实反映疾病现象的能力,使得认识主体对疾病的外部表现形成假象。

(三) 诊断、治疗和疗效及其复杂关系

一般说来,诊断正确可为正确治疗奠定基础,诊断错误往往导致治疗失误。但对此不能作简单的理解。因为有时治疗成功不一定诊断完全正确;治疗失败也并非都能归之于诊断错误。一些病例虽然诊断不够明确,治疗方案也未必切合实际,由于机体本身的免疫能力和自身的修复能力也可导致痊愈,甚至在诊断是错误的情况下,由于治疗手段的共通性(如广谱抗生素),也可能取得一定的疗效;有时诊断尽管准确无误,因缺乏特效疗法,或在处理病人时对疾病发展阶段的特点考虑不周,治疗措施欠妥,也会使治疗效果不好。因此,诊断、治疗和疗效的关系具有一定的复杂性,有四种模式八种情况。

第一种模式可称之为常模,有三种情况:(1)诊断正确,治疗方法正确,有疗效;(2)诊断正确,治疗方法正确,无疗效;(3)诊断不正确,治疗方法不正确,没有疗效。

第二种模式可称之为病人状况主导模式,有两种情况:(1)诊断正确,治疗方法正确,没有疗效;(2)诊断不正确,治疗方法正确,没有疗效。

第三种模式可称之为病人自愈模式,有两种情况:(1)诊断正确,治疗方法不正确,有疗效,(2)诊断不正确,治疗方法不正确,有疗效。

第四种模式是治疗手段通用模式,即诊断或治疗方法不正确,因治疗手段的共通性而产生疗效。

三、疾病复杂性研究方法的思考

疾病复杂性研究对我们来说是一个充满未知的领域,研究方法上既有还原论,也有综合论和系统论,这些思想正在经历碰撞并开始出现融合的趋势。

(一) 变换思维方式

还原论的思维方式对于研究疾病复杂性问题是非常重要的而且正在并将继续发挥关键作用；但是，仅仅是还原论的思维方式，对于解决疾病复杂性问题是不够的，这就需要变换思维方式，研究疾病复杂性问题的对策和方法。

1. 重视疾病流变方式

疾病是一个整体的、流变的复杂过程，其中的基本阶段、基本单元对疾病过程的整体发挥着重要作用。对于整体来说由什么基本阶段、基本单元组成很重要，但是更重要的是这些阶段和单元的产生、衔接、转换的方式。这种方式即疾病的流变方式。对于复杂的疾病过程，流变方式比基本单元本身更重要。

过去人们认为法国的军队是世界上最会享受、最不会打仗的军队，但拿破仑通过科学的部署将法国的军队变成了一支世界上最强大的军队。这并不是法国人的素质提高了，而是"组装"得好，纪律严明。

2. 寻找"敏感点"

复杂事物中并不是所有的位置都一样的重要，总会有一些敏感点，这些敏感点在事物发展的过程中起着重要的作用。比如一块石头，放在平地上它的作用并不大，但是如果放在山顶上，那个山顶就可以看成是一个敏感点，只要轻轻一动，就会牵一发而动全身。战争中要占领制高点就是这个意思。所以对复杂性科学来讲，着重研究的不仅是如何流转，基本单元之间的关系怎么样等，更要明确哪些地方是系统的敏感点。

(二) 更新理论和方法

要特别注意循证医学在研究疾病复杂性问题中的作用，力求在大样本背景下获得一般规律的途径。研究疾病复杂性问题，应注意借助或援用复杂科学研究中所用的理论工具。如：(1)非线性科学——非线性动力系统理论(稳定性和分叉理论、混沌、孤子)和统计力学(分形、标度)及非平衡系统中的复杂和随机现象的研究；(2)计算机模拟——它是十分重要的手段，目前已广泛用于复杂科学的研究中；(3)计算智能；(4)数理逻辑；(5)在不确定条件下的决策技术；(6)综合集成技术；(7)整体优化技术等。

注释:

[1] 刘虹:《论疾病的无症状现象》,《医学与哲学》,1996年第8期,第400~403页
[2] 马晓兵:《我们为什么会生病——揭示生命与疾病之谜》,北京:人民军医出版社,2008年,第104页
[3] 刘虹,耿拔群:《论疾病的假象》,《医学与哲学》,1999年第12期,第1~6页

知同求异
——个体差异

　　莱布尼茨是17世纪德国著名科学家。他博览群书,涉猎百科,研究领域及其成果涉及数学、物理学、力学、逻辑学、生物学、化学、地理学、解剖学、动物学、植物学、气体学、航海学、地质学、语言学、法学、哲学、历史和外交等等。莱布尼茨曾经出任布伦兹维克公爵府法律顾问兼图书馆馆长。公爵夫人苏菲是他的哲学学说崇拜者。在一次与苏菲讨论哲学问题的谈话中,莱布尼茨提出了"世界上没有两片完全相同的树叶"这一命题。

一、没有两片完全相同的树叶

(一) 先贤的睿智

1. 哲学家的预见

著名的原子论者留基波和德谟克利特是2400多年前的古希腊哲学家,他们认为世界是由原子和虚空两种根本的元素组成的,事物元素的构成方式的差异是决定不同事物差异的根源。他们睿智的目光穿越了历史,作出令人惊异的哲学预见:"元素的区别有三种:形状、次序、位置"[1]。后世的科学家的研究证实了物质构成的空间排列的差异,往往是不同事物差异存在的根源。

2. 医学家的证实

如果说世界上也没有两个完全相同的病人的话,构成病人差异的"元素"是什么? 其内在的根源又是什么? 两千多年来,医学在不同层次上不断实证病人个体差异的存在及其本质。《希波克拉底文集》中记载了当时的医学对病人个体差异的认识:病人的体质、生活习惯、年龄、人种等等因素对疾病的发展都发生作用[2]。《黄帝内经》研究了个体在解剖、体质、耐药性、心理、生活方式等方面的差异对疾病的意义[3]。

(二) 人类基因组计划揭秘天书

1. 天机初现

人类基因组中隐藏着人类生命活动需要的所有遗传信息,其中包括个体差异的信息。人类基因组学试图破译阅读生命天书的密码,提供对个体差异新的认知方式:在基因的差异表达、单核苷酸多态(SNP)和"复制变异"层面上解读个体差异存在的根源。

2000年人类基因组计划首次破解人类基因密码,绘制出人类约3万个基因30亿个碱基图谱。通过比较个体之间DNA"字母"即单个核苷变体之间的差异,科研人员发现人类99.9%的基因都是彼此相同的,个体的遗传差异为0.01%。0.01%的差异意味每个个体身上30亿个碱基对中包含有大约300万个差异。这是人类在基因组学层次上对个体差异内在依据的初步认识。正是这0.01%的存在,决定了人类个体之间的种种差异,使得个体成为独一无二。也正是这0.01%,使两千多年前哲学家的预言有了现代科学的注释。

2. 锁定 SNPs

基因组序列出现变异是它的遗传基本特征之一,是人类进化和适应环境的必然结果,基因组序列变异导致了"基因多态性"。基因序列变异可以有不同表现形式,如突变、插入、缺失和不同数目串联重复等,其中以单核苷酸多态性(Single Nucleotide Polymorphism,SNPs)的发生频率最高。在不同个体的同一条染色体或同一位点的核苷酸序列中,绝大多数核苷酸序列一致而只有一个碱基不同的现象,就是 SNPs。根据人类基因组的研究资料,DNA 的核苷酸序列在不同个体中至少有 99.9% 是相同的;但在任意选定的两个个体中,DNA 序列可以有数以百万计的变异点,其中绝大多数都属于 SNPs。SNPs 是人类基因组 DNA 序列中最常见的变异形式。据估计,发生在基因的蛋白质编码区的约 4 万个 SNPs,可以导致蛋白质合成时氨基酸的"错义"改变。现已知,至少 93% 的人类基因都存在 SNPs。SNPs 也可发生于基因的蛋白质编码区以外的区域,并通过改变相关基因的调控来影响基因的功能。正是这些基因组 DNA 序列的变异,在人类基因组中广泛存在。人类基因组中大概每 1 000 个碱基就有一个 SNPs,人类基因组上的 SNPs 总量大概是 3×10^6 个。科学家们发现,多基因疾病是由多个基因的累加作用和某些环境因子作用所致,这些基因的 SNPs 及其特定组合可能是造成疾病易感性等个体差异最重要的原因。

3. 惊人的发现

2006 年 11 月,由美国科学家领导的一个国际科研小组宣布,他们已成功绘制基因复制过程中出现不同突变的复制变异(CNV)图,补充了先前得到的人类基因图谱。基因密码的差异不是 0.01%,而是 10% 甚至 12%!全球 13 个研究中心联合对大片段 DNA 的复制/消失差异现象进行研究发现,每个人体内都存在独一无二的 DNA 片段重复和缺失。DNA 片段不同,CNV 不同;DNA 片段相同时,CNV 也会因或缺失或重复的差异而不同。这些差异综合作用,使基因差异巨大且复杂。科学家们认为人类 DNA 复制数变异至少占了 12% 的基因。

无论是 SNPs 的研究还是 CNV 的研究,都还有待于深入。但人类基因组学提供了一种认识个体差异内在根据的认知方式;已有的发现清楚地昭示,人类的个体差异比我们预料的更深刻更广博。

哲学家 2 400 多年前的预言和基因组学的证实的高度一致,令人感叹哲学的永恒生命力和历史穿透力。但是,这不足以说明医学对个体差异的研究已经很充分。人类的基因和疾病的关系并不是一对一的简单关系,而是一对多的复杂关系,对蛋白质和疾病关系的研究将不断从细节上证实病人及其病患的差异性。同时,病人的个体差异是所有具有差异性的系统中最为复杂的,有着众多非生物的制约因素和复杂表征。

二、个体差异复杂的表征

个体差异,一般是指个体与个体之间的区别和差异。病人个体差异的含义,有广义和狭义之分。广义的病人个体差异指病人个体与个体之间的各种区别和差异,不一定具有临床意义,如正常的生理差异。狭义的病人个体差异一般是指有一定临床意义的各种区别和差异。病人个体差异是复杂的生命现象,表现在生物、心理和社会不同的层面。

(一) 生物学表征

1. 年龄差异

大部分疾病好发于某个年龄段,不同年龄的病人对不同疾病的罹患率有显著差异。

军团菌病的高危罹病者多为老人。美国疾病控制中心报告的 50 岁以上的病人占患军团菌病人的 65%。

2. 性别差异

不仅是由于生理解剖的不同形成男女患病的差异,如男性乳腺癌罹患率远远低于女性,而且相当一部分疾病有明显的性别倾向性。

血栓闭塞性脉管炎(TAO)绝大多数病人是男性。国内有人统计 786 例病例中,男性 733 例,占 95.4%。来自日本的 115 例报导中,女性只占两例(1.8%)。

3. 种族差异

属于不同人种和民族的个体,即使是对于同一种疾病,在罹患率、易感性、感染后的反应等等方面都有明显区别。

引发艾滋病的 HIV 病毒在感染人的免疫淋巴细胞时,需要淋巴细胞表面的趋化因子受体 CCR_2 和 CCR_5 的参与。在 HIV 病毒阳性的感染者中,凡是携带一种 CCR_2 变异(64 位的缬氨酸残基突变为异亮氨酸残基)的个体,其发展到艾滋病的过程要比其他感染者晚 2~4 年[4]。在白种人中,约有 9% 的个体,其 CCR_5 基因有一段 32 个核苷酸长度的序列缺失(记为 Δ32),而这种缺失在西非、中非和日本的人群中并不存在。凡带有此 CCR_5 缺失变异的个体,就不易受到 HIV 病毒的感染。[5]

4. 解剖差异

正常的个体与个体之间在解剖上的差异之多也许出乎人们的意料。

右心三尖瓣瓣膜的三尖之间常有副尖存在,出现率为 45% 左右。不同的个体在副尖的数目上还有差异:有一个副尖者约占 71.5%,两个副尖者约占 26.9%,有三个副尖者只占 1.5%。这样的差异没有明显临床意义,但还有一些差异就不是这样了。阑尾依据其尖端所指的方向,不同的个体有不同的位置:回肠下位(约占 41.3%)、盲肠后位(约占 29.4%)、盲肠下位(约占 17.4%)、回盲前位(约占 7.4%)、回盲后位(约占 4.4%)。除了这五种差异之外,还有高位阑尾、低位阑尾、腰部阑尾、腹腔中部阑尾等各种异常位置。这些差异会导致个体阑尾发生急性炎症时,其临床症状可不典型,易造成误诊;同时,异位急性阑尾炎的正确定位,对于手术切口的选择具有重要意义。

5. 生理差异

个体和个体之间在生理上的差异是十分普遍的,临床上常用的生理正常阈值本身就是许多个体差异经过统计处理的结果。

一般来说,人的心跳每分钟 70~80 次为正常范围。1928 年奥运会期间,医生发现有名运动员的心跳才 28 次。而此项世界记录的保持者是陶乐珊·史提文斯,他的心跳每分钟只有 12 次。实际上,如动脉血压、肺活量等等生理现象无一不存在个体差异。有些差异是不可忽视的。一般人胃肠道里都存在少量气体,约有 1/3 的个体肠道中含有 CH_4。其中有些个体因种种原因,产生的 CH_4 的比例比一般人高且可达易燃浓度(4%)。曾有因严重结肠创伤和穿孔做电烙术的个体发生危及生命的爆炸事件的报导。

6. 生化差异

个体蛋白质的构象、酶的活性和缺陷、个体物质代谢的水平等等生化现象与个体差异的普遍存在有内在联系,是临床诊断的重要线索。

同是烟民,那些 NAT 酶(N-乙酰转移酶)处于低水平的人,膀胱癌的发病率是 NAT 酶水平较高的人的两倍半,另一种解毒酶 GSTM$_1$(谷胱甘肽-S-转移酶 M$_1$)处于低水平,导致肺癌的发病率增长了 3 倍。[6]

7. 个体免疫差异

免疫机能的差异在一定程度上决定了个体对疾病的易感性。个体自身免疫性损伤,在部分疾病的发病中起着重要作用。

60%的胃体萎缩性胃炎病人血清及胃液壁细胞抗体阳性,且 90%的血清壁细胞抗体阳性的个体为慢性萎缩性胃炎。个体的免疫状态影响着个体对药物的反应差异。不同的个体即使是在年龄、体重、精神状态、病理过程等条件完全相同的情况下,对药物的反应也会出现程度不同的差异,包括高敏性、耐受性和特异质。

8. 药物治疗反应差异

由于基因多态性,个体对药物的反应在疗效、剂量等各方面有着极大的差异。不同个体对于药物治疗的反应殊异可由多种因素造成,并产生不同的相应后果。就遗传因素而言,药物靶体的基因变异,会改变药物与靶蛋白间的相互作用;影响靶蛋白合成的有关基因变异,可以改变药物的效应;药物运输蛋白的基因变异,会影响药物的吸收、分布和排出;药物代谢酶的基因变异,会改变药物的代谢;DNA 修复酶的基因变异,则可改变药物的安全性;谷胱甘肽合成酶或某些辅基合成酶的基因变异,会改变药物的代谢途径和安全性。就环境因素而言,药物代谢主要酶系细胞色素 P450 的表达诱导,可以使药物的疗效降低;P450 的抑制剂则可能引起药物与药物的相互不良作用。另外,年龄、疾病和炎症等生理因素的差异,均可改变药物的吸收、分布和排泄。

药物反应个体差异是药物治疗中的普遍现象。临床上许多药物仅对部分患者有效。据估计,哮喘、心血管疾病及精神病治疗药物的有效率约为60%。多达40%的患者疗效不理想甚至无效。[7]

(二)心理学表征

1. 个性差异

每个人都有特定的性格。不同的性格,不但关系到本人的生活、工作、学习的质量,而且往往还与许多心身疾病的发病率有着密切的关系。某些特殊的个性特征,如A型性格(心血管、高血压易患个性)、C型性格(癌症易患个性)、循环性格、分裂性格、癔病性格、变态性格、偏执性格、爆发性格、胃肠性格、心血管型性格等等,对某些外界刺激过分敏感,易于积累,并通过植物神经功能强化或导向躯体反应,从而产生一定的躯体症状。如高血压、心脏病、结肠炎、溃疡病、哮喘病、偏头痛、荨麻疹、癌症、精神病等心身疾病。

有循环性格的人群,有时情绪特别高涨,有时却一落千丈。两种截然不同的情绪往往交替反复出现形成循环。这类人群易患情感性精神病。有癔病性格的人往往感情波动大,办事草草了事,说话不着边际。而平时的言行举动,常常装腔作势,好幻想,甚至将幻想当做现实,作出一些戏剧性的动作来,让人啼笑皆非,有此性格的人,若遇到强烈精神创伤和不良的刺激后,易患癔病。因此,必须引起重视,及早防治。分裂性格的人性格内向怪癖又不善交际,平时沉默寡言又胆小怕事。具体表现为:思维片面离奇、生活懒散随便、工作消极被动、遇事爱钻牛角尖。此类性格的人,在工作和学习中一旦受挫易患精神分裂症,故而应加强观察。有偏执性格的人固执而倔强,敏感而多疑,易躁又善发怒,在生活和工作中时时喜欢妒忌和责备他人。这种性格的人往往一意孤行、自以为是,易诱发多种心身疾病。

2. 心理差异

心理活动的本质是个体对客观外界的反映。不同个体的不同生活经历和不同环境,使每个个体带有独特的心理特征。病人的心理特征能影响免疫系统的敏感性而导致疾病。美国纽约州立大学医院著名精神及心理学教授亚瑟贝东指出,心理紧张、压力过大易使人免疫能力减弱,导致感冒等疾病。急剧的紧张哪怕只有几分钟,也会让人感冒,小的紧张可以积累成具有引发感冒的强大力量。个体心理防御能力方面的差异表现在,良好的心理防御机制可在短期内恢复心理平衡,否则将导致心理障碍和躯体表达性症状出现。但过度或过强的心理防御反应持续存在,其本身就表现为心理障碍。个体的情绪状态也是罹患疾病的中介。

美国约翰·霍普金斯大学研究人员通过对巴尔的摩约 2 000 名患心脏病的男女进行访问发现,情绪抑郁沮丧使心脏病发作率高出正常 3 倍。不仅如此,临床上众多的心身疾病如高血压、溃疡病和精神障碍等等均受个体心理差异的影响;个体的心理应激能力是保持个体自身稳态的条件,与个体健康状况密切相关。

3. 病人心理差异的一般机制

在相同的应激状态下,有些病人产生了严重后果,有些病人却没有问题;有的病人出现了抑郁症,有些病人突发中风,这些病人心理差异的一般机制,可以从变动性、强度差和生物学脆弱性等方面获得解释。

对应激源的应付能力是因人而异的。应激反应是由于应激源和应付能力之间的不平衡而产生的,所以,面对同等强度、同等性质、持续时间同等长度的心理应激,有良好应付能力的人能很好地适应,不会发生应激反应;而缺乏应付资源的患者,即使是寻常的生活事件,也会成为严重的应激源。因此,病人心理差异的机制与病人的心理应付能力的强度差和变动性相关。那么,是什么制约着病人的强度差和变动性的差异呢?是病人的生物学脆弱性的差异。

所谓生物学脆弱性,是指患者的体质、容易发生功能改变的器官系统、遗传因素、营养状态、年龄增加、健康状态等危险因子的总和。病人能否较快地修复由于心理应激所造成的心理创伤或者是否提高了患病的危险度,往往受到病人生物学脆弱性的制约。生物学脆弱性方面的差异,通常被认为是变动性的影响因子。有文献报告,高血压家族史的学生作为实验组,没有高血压家族史的学生作为对照组,接受心理应激测试。两者心理应激反应有显著差异。[8]

病人的心理个体差异,使得每一个病人对于病情的体验,哪怕是很相似的疾病,都会有较大的差异,没有任何两个病人会对他们的疾病产生完全相同的体验。

(三) 社会学表征

1. 地区差异
来自不同地区,不同生活环境的个体,会具有令人关注的差异。

胃癌的发病情况在不同地区、不同国家差异显著。日本、智利、芬兰、奥地利是胃癌高发国家,而美国、澳大利亚、新西兰等国则较低。我国胃癌发病地区差异较大。有些病种只发生在世界上某些地区如黄热病和登革热等。

2. 职业差异
从事不同职业的个体因工作环境和工作性质的不同,在疾病的发生、发展等方面存在着显著差异。

布氏杆菌病是一种分布于世界许多地区的人畜共患病。据统计,病人中以牧羊人、饲养员居多,占 90.5%。

3. 行为差异
行为差异包括个体的行为方式、生活方式和风俗习惯。这些差异制约着个体疾病的性质和过程。个体差异的社会学表征是导致疾患的外部条件,必然受到个体内在因素的制约。同样的行为活动,在不同个体往往有着不同的结局。

统计资料表明,盐的摄入量或尿钠离子排泄量(间接反映钠的摄入量)与高血压呈正相关,即人群摄入食盐越多,血压水平越高。进一步的研究又发现:吃盐多的人并不一定导致高血压。因为在人群中约有 20% 的人吃盐多了会得高血压,他们被称为盐敏感者,而其余大约 80% 左右的人多吃一些盐并不一定会患上高血压。

4. 文化素质差异
不同文化层次的个体,其有认知方式明显区别。个体的认知方式是影响个体身心健康的重要因素。认知方式缺陷与许多心身疾病过程关系密切。知识分子的精神疾病、心理疾患、心身疾病的患病率比体力劳动者要高。

5. 社会生活差异

每个个体都是社会人。社会事件作为应激源对不同个体差异很大。美国华盛顿大学霍尔姆教授认为，个体一定时间内所承受的生活事件应激积累超过一定的度，就会成为诱发疾病的扳机。

有人统计第一次世界大战期间各参战国妇女闭经人数异常增高。社会经济水平制约着每个个体的生活水平、营养状态。个体食物中饱和脂肪酸（SFA）与血胆固醇（CH）升高有直接关系；而血浆 CH 升高能损害动脉，与冠心病有直接关系。

以上所述并没有穷尽原本无法穷尽的病人个体差异。而且个体差异的各种表征并不是孤立存在、力度均衡地发生作用的。可以是某一差异因子占据主导地位，发挥主导作用，决定个体差异的状态；也可以是在几个差异因子的耦合作用下，个体的生理平衡被打破，向病理过程转化。同时，差异因子之间的相互作用，还会使个体差异呈现出多样性、复杂性和条件性。

三、个体差异的医学哲学属性

（一）病人个体差异的绝对性

强调病人个体差异，是因为其在临床实践具有不容忽视的重要作用和地位，我们称之为绝对性。具体表现为以下四个方面：

1. 病人个体差异是临床实践的基本问题

个体内在的差异因子及其相互作用决定病人疾病的过程，决定临床医生的诊断、治疗和预防的操作，因此，我们应该把从个体实际情况出发，立足个体差异作为医学临床实践的主导原则。

2. 病人个体差异是临床实践的核心问题

病人个体差异体现着个体疾病的特殊矛盾，重视并充分揭示个体差异才能认清疾病的本质，才能洞察幽微，不失毫厘，保证诊断的正确性。个体差异要求特殊矛盾要用特殊的方法去解决，寻求解决个体差异的有效途径，才能按图索骥，对症下药，确保治疗的高效性。因此，我们应该把对个体差异问题的认识深度和处理力度作为度量临床医生专业素质和业务水平的主要标志。

3. 病人个体差异是临床思维的重点问题

关于疾病共同特征的一般理论是从众多的个体差异中概括出来的。这些理论只有同实际相结合,解决一个又一个的个体差异问题才能显示出它的实际意义。理论联系实际是医学认识活动的生命,因此,我们应该把从掌握一般理论、共同特征走向把握病人个体差异作为临床医生进行医学认识活动的重要方法。

4. 病人个体差异是临床思维的难点问题

诊断、治疗、预防都有丰富的临床经验积累和常规性,从某种意义上来说,这只代表过去的水平。个体差异这一领域包含着许多未知数,是医学科研的向导。要有突破,要有创新,必须深入研究个体差异。因此,我们应该将对个体差异的坚苦探索,看成是医学工作者不断进取、走向未来的巨大动力。

(二) 个体差异的相对性

病人个体差异的相对性是说个体差异是相对于病人共同特征而言的;个体差异和病患之间共同特征存在着相互制约的辩证关系。

1. 病患的共同特征

古希腊哲学家亚里士多德和欧洲文艺复兴时期的瑞士医学家巴拉赛尔苏士曾表达过同样的观点:所有的动物和植物,无论它们多么复杂都是由少数重复出现的元素构成的;众多的病患无论它们多么不同,其中总是包含着许多共同之处。在细胞生物学、分子生物学迅速发展的今天,人们能从更新的层次体会出先辈们超越时代论断的深刻内涵。

病患共同特征的物质基础是人体的物质同一性,即人体具有基本相同的生物结构和性能;人类生活在大致相似的生态环境之中;日益强化的社会交流和区域交流等等。

2. 病患共同特征的基本表现

任何病患,都有结构和/或功能的损害、稳态的失衡等基本性质;任何疾病,都有其病因、病位、病理、病史、症状和体征、转化条件等基本要素。同类疾病的共同特征比较明显。例如,人们对同类疾病症状共同特征的概括就形成了该疾病典型症状的概念。即使是不同的疾病,其中亦有相同的因素或现象。

异病同因——疾病的种类数以万计,病因种类相对要少得多。同样的病因可以引发不同的疾病。

异病同理——无论是感染，还是理化因素所致的炎症，都有变质、渗出、增生三种基本病理变化。虽然损伤的器官不同，基本过程各有侧重但这一基本内容无异，而且由这种局部病变引起的全身反应如机体体温的调节性增高、各种白细胞反应性增多、网状内皮系统的细胞增生等也常常相类似。

异病同位——同一器官受累，正常的生理功能被干扰破坏致病，尽管病因病理不同，其临床表现仍有可能相同或相似。

异病同征——千百年来，人们在认识疾病的过程中，通过长期的观察和分析，发现在各种不同疾病所表现的特殊形态改变中，包含着一些带有共性的表现，并逐步掌握了它们的共同规律。例如，肝炎、肺炎、脑膜炎、阑尾炎、腹膜炎等疾病，虽然都有其本身的原因和特殊病变，但都属于炎性疾患，它们的病变过程都包含着不同类型、不同程度的组织损伤、血液循环障碍以及各种炎性渗出和组织细胞增生等共同性的改变，其本质都是病因对机体的损伤和机体对损伤的防御性反应的局部表现。

对基本共同特征的认识，对于临床诊断和治疗，有着十分重要的意义。

3. 个体差异和病患共同特征的制衡关系

病患共同特征和病人个体差异的相互区别、相互对立。病患共同特征反映了疾病的共性，概括地体现了疾病过程中共同的、本质的东西，而舍弃了个体差异中的具体特征；个体差异反映了疾病的个性，是个体矛盾特殊性的表现，从而形式多样、复杂多变。病患共同特征比个体差异深刻，个体差异比共同特征丰富。

病患的共同特征和病人个体差异的相互联系、相互依存。病患共同特征存在于个体差异之中，并通过个体差异表现出来，没有个体差异就没有病患共同特征；个体差异也不能脱离病患共同特征而存在，没有病患共同特征也就没有个体差异。在一定条件下，病患共同特征和个体差异可以相互转化。

（三）个体差异的实践性

病人个体差异的普遍存在，迫切需要个体化诊疗的实施。个体化诊疗是基于以人为本、因人制宜的思想，充分注重人的个体差异性，进行个体医疗设计，采取优化的、针对性的治疗干预措施，使之更具有有效性和安全性，并据此拓展到个性化养生保健以及包括人类生命前期的生命全过程，从而逐渐走向个体化医学。

1. 个体化诊疗的目标

个体化诊疗中的目标旨在发现疾病易感基因和各种药物敏感基因；鉴定特定的分子靶，研发新药或老药新用，提出新的诊疗方案；鉴定可用于预测个体化医疗的重要遗传信息；研究基因—环境相互作用，并将之用于疾病的预防；提高药物疗效，减低药物副作用；采用最新的技术手段，选择最适合某一患者的术式和麻醉方式等。

2. 个体化诊疗的实施

个体化诊疗目标的实施需要个体化诊断技术的支持。美国约翰·霍普金斯大学的研究人员使用癌症患者的基因组测序数据，开发出一种个体化的血液测试方法，他们认为能帮助医生修正病人的治疗。基于基因组的血液测试可用于监测治疗后肿瘤状况，并确定癌症是否复发。

个体化诊疗目标的实施需要治疗方法的革命。

第一，药物治疗个体化。药物治疗是临床治疗的基本手段。治疗个体化思想认为，个体的各种差异因子会对药效产生不同影响。如个体的年龄对药物的吸收、分布、代谢和排泄有明显差异，性别差异、免疫差异对药物治疗的影响等等。临床实践证明，针对个体差异实施药物个体化、剂量个体化、用药时间个体化、给药途径个体化，是提高药物疗效的基本方法。

第二，手术治疗个体化。手术治疗的成败，牵涉到手术适应征和禁忌征、术前准备、术式和麻醉方法的选择、术中麻醉管理及术后并发征的防治等诸多环节，这些都与个体差异密切相关。在手术治疗中，每一个环节都存在个体差异。术前个体在生理、病理等方面存在着差异。因此，对液体、电解质、酸碱平衡失调的个体应予纠正。择期手术的个体，除手术的病变器官外，对其他病变器官或功能低下、营养及代谢的异常都应针对不同的情况予以处理。较大的手术，必须充分估计个体的耐受性的差异，以保证手术的正常进行。

第三，心理治疗个体化。心理治疗是每一个个体治疗过程中不可缺少的环节。但是，对不同的个体，心理治疗的地位、作用、方法是有差异的：

个体差异决定心理治疗的地位差异。对躯体疾病的个体而言，心理治疗的重要意义在于解决躯体疾病的心理问题，支持其他疗法的实施，通过个体的心理和情绪机制提高疗效；对于心身疾病的个体而言，心理治疗可根除病因，属于对因治疗；对于心理疾病的个体，心理治疗可消除或减轻症状，是主要的治疗方法。

个体差异决定心理治疗的效用差异。个体的性格、职业、文化素养等差异因子影响心理治疗的效用。顺从型的个体受暗示性强,心理治疗效用与独立型个性的个体有区别;内倾型个性的个体内心活动隐蔽而复杂,心理治疗效用与外倾型个体不相同;不同职业和文化水准的个体接受心理治疗的状态有差异,影响着心理治疗的效用。

个体差异决定心理治疗方法的选择。目前,心理治疗方法多达400多种,不同的方法适用于不同个体的不同疾病。个体的疾病性质、类型及年龄、职业、性格、文化素质等差异因子是选择不同心理治疗方法的依据。

3. 个体化预防

个体化预防建立在人类基因组学基础上,针对个体遗传倾向而采取的疾病防控手段。如当疾病的"高危基因型"明确之后,就可以针对相应的高危人群进行"个体化"预防。例如患Ⅱ型糖尿病危险较高的人应该加强饮食管理和坚持运动,患结肠癌危险较高的人在40岁后应常规接受镜检筛查等。

美国国立卫生研究院的Feero等在评论中提到了个体化医学的一个生动案例。

Amy在21岁时接受了全基因组测序,随后选择了解自己未来的疾病风险。根据遗传信息,Amy患心脏病、糖尿病、乳腺癌和结肠癌的风险更高。医师为她"度身定制"了适合她的生活方式,尤其针对她较高的Ⅱ型糖尿病危险,提出了严格的饮食和运动方案。5年后,在Amy妊娠之前,通过对她和丈夫的遗传信息分析,她了解到未来孩子患儿童脊髓肌肉萎缩症的风险较高,及时寻求了进一步帮助。Amy在40岁时开始常规接受结肠镜检,因为她患结肠癌的危险较高。在45岁时,医师发现了Amy结肠的癌前息肉并及时给予切除。[9]

哲学家莱布尼茨的名言"世上没有两片完全相同的树叶"实际上揭示了个体化医学诞生的必然性。但是,这需要一个积极而艰难的过程。美国纽约纪念Sloan-Kettering癌症中心的Offit在评论中指出,个体化医学的普及依赖基因测序,然而现阶段基因测序技术仍然花费较高。此外,基因测序分析的质量良莠不齐,若无专业人士的"翻译",个人很可能误读了基因所传递的信息。[10]

注释：

[1] 北京大学哲学系外国哲学史教研室编译：《西方哲学原著选读》上卷,北京:商务印书馆,1983年,第48页
[2] 赵洪均,武鹏译：《希波克拉底文集》,合肥:安徽科学技术出版社,1990年,第27、102、234页
[3] 谢华编著：《黄帝内经·灵枢》,北京:中医古籍出版社,2001年,第646、653页
[4] Smith M W, et al. Science. 1997, 277:959
[5] Samson M, et al. Nature. 1996, 382:722
[6] 罗伯特·温伯格著,郭起浩译：《细胞叛逆者——癌症的起源》,上海:上海科学技术出版社,1999年,第62页
[7] 周宏灏,土连生：《个体化药物治疗及其基因诊断》,《中华检验医学杂志》,2005年第28卷第12期,第1229页
[8] 津田彰,津田茂子,孙莉：《应激对健康的影响及心理社会学机制探讨》,《医学与哲学》,2002年10期,第60页
[9] JAMA 2008, 299:1351
[10] JAMA 2008, 299:1353

如履薄冰
——拟诊与确诊

"大胆的假设,小心的求证"是胡适先生在五四时期提出来的。胡适没有仅仅将之作为"国粹"的研究方法,而是进一步当成重要科学方法向学子推广。就临床诊断中的拟诊而言,"大胆的假设,小心的求证"的方法,显然不适宜。医学的复杂性足以使得诊断的空间充满种种可能性,拟诊的建立不能追求"大胆",而要强调"审慎";确诊的形成也不是"小心"就可以解决问题的,而是需要采用诸如循证等科学的方法。

一、拟诊的建立

(一) 拟诊的内涵和价值

1. 拟诊的内涵

临床医生在各种检查,如问诊、体格检查、化验和各种特殊检查的基础上提出一个或几个"初步诊断"即拟诊。严格来讲,拟诊属于一种假定性判断,从方法论的角度可以视之为假说或假设。

拟诊是临床诊断中运用最多、最普遍的思维形式。广义地说,凡是没有经过证实的一切印象诊断都可称为拟诊。狭义地说,因诊断资料不充分,且缺乏特异性资料,只能依据病人的某些临床表现而形成推测性诊断,即拟诊。拟诊既然不是确定诊断,那么它在诊断中又有什么意义呢?

2. 拟诊的价值

认识主观能动性的表现。人和动物的区别之一,就是人有能动性,在认识世界的过程中,人可以通过已知推断未知预见未来的发展。在诊断疾病的过程中,医生通过拟诊,来作为激发自己深入思考的动力:围绕这一假设主动思索,自觉进行判断推理,以尽快确立诊断。

为医生的活动提供线索,指明方向。临床医生在拟诊的基础上,可以有的放矢地进行体检和辅助检查。临床诊断认识具有模糊性。首先,很多情况下医生是在近乎"黑箱"状态下诊察病人的,很难对其体况、病况作出清晰明确的认识,只能进行一定程度的近似诊察。其次,在病人的疾患较为复杂时,医生很难立刻获得确切的诊断,必须建立合理的初步假定性的诊断。再次,生理指标和病理指征都存在较大幅度,使健康与亚健康、健康与疾病、疾病与疾病之间有许多指征交叉的情况。这些原因使临床诊断处于较为模糊的、需要不断明晰的状态。

争取抢救生命的时间。临床诊断认识具有紧迫性。医生经常遇到时间紧迫与详尽诊察、深入思考的矛盾。在病人生命垂危的情况下,为抢救病人生命不允许旷日持久地作有关检查,只好根据病人当时仅有的临床表现,作出几种可能性较大的"假设诊断",然后,以此为依据制定一个"大包围"的治疗方案,边抢救、边检查,在抢救过程中逐步明确诊断。这一矛盾的制约,使医生的某些应急诊断往往带有初步假定性。与其说是科学诊断,不如说是某种有待证明的假设或假说。

正是因为临床诊断认识活动的这些特征,使得拟诊这种假说方法在医疗活动中具有重要的价值，特别是在复杂的或未知疾病的诊断过程中更是必不可少的。

（二）拟诊的方法和途径[1]

1. 拟诊择优法

在拟诊建立的过程中，所建立的意见指向集中形成一个拟诊，属于相对简单的情况；如果所收集的临床资料可能既能说明诊断假说 H_1，又能说明诊断假说 H_2、H_3……，构成了众多临床假说竞争的局面。在这种复杂情况下，可参照以下标准建立临床假说。

可检验性标准。一般来说，具有科学价值的假说，都具有可检验性。诊断假说择优的可检验性标准可表述为：如果诊断假说 H_1 的命题比 H_2 更具有可检验性，即它的诊断标准更加确定而不模糊，那么，应首选 H_1。

由于目前医学对于各种疾病的认识程度不一，由此导致了临床诊断中的不同诊断标准，可依其可检验度分为四级。

Ⅰ. 确定性标准：指建立在有明确病因学和病理学基础上的标准。如疟疾的疟原虫血片诊断标准和消化性溃疡的溃疡病灶的胃镜诊断标准等。

Ⅱ. 基本确定标准：虽然缺乏明确的病因和病理依据，但临床医生从非特异的病征中总结出非特异性的组合，并为专业共同体所公认的标准。如风湿热诊断的 Jones 标准。

Ⅲ. 非确定性标准：疾病有明确的病理变化，但诊断依据缺乏特异性，必须在排除了Ⅰ、Ⅱ类疾病的基础上方可作出诊断。如高血压病、散发性脑炎、脑动脉硬化等。

Ⅳ. 功能性标准：疾病查不出病理组织学改变，仅表现为机能性障碍，诊断的成立必须以排除器质性疾病为前提。如神经衰弱、癔病和各类神经官能症等。

依据以上四级诊断标准，相应假说的可检验性强度也就依次递减。Ⅰ级标准有直接可检验的蕴涵，Ⅱ级标准有间接可检验的蕴涵，Ⅲ级标准的可检验蕴涵是非特异性的，Ⅳ级标准几乎没有可检验蕴涵，只有就医者的主观症状。由此，可检验度的排列是：Ⅰ＞Ⅱ＞Ⅲ＞Ⅳ。当出现不同诊断标准级的假说竞争局面时，应优选可检验性强的假说，当特异性检查和试验性治疗将可检验性强的假说排除之后，才考虑可检验性相对较弱的假说。

概率性标准。概率是表达可能性程度的指标。诊断假说的择优概率性标准可表述为:对于竞争假说,应视其在各种场合出现的可能性大小(概率)进行选择。这些场合包括时间、地点、人群、危险因素等。

时空概率:由于不同的疾病在一定的地区、一定的季节发病率不一样,所以,当多个假说进行竞争时,应选择在特定时空条件下发病率较高的假说,特别是在传染病、地方病流行地区,应优先考虑此类疾病,即使症状不典型的患者也不能轻易排除。

人群概率:同一疾病在不同种族、性别、年龄人群的患病率不同。例如,65岁男性冠心病的患病率要比30岁的女性高14倍。播散性红斑狼疮女性的患病率为80%,而男性只有20%。因此,假说择优应优先考虑患者所属人群患病率高的疾病。

危险概率:人类生活在自然环境和社会环境之中,各种有害健康的危险因素(如生物、社会、行为、遗传等)包围着人类,某些危险因素可以成为某种疾病的病因或诱因。因此,在对竞争性诊断假说进行择优时,若病人接触危险因素史的频率较高,则应优先考虑此危险因素所致的疾病。此外,还要考虑危险因素与疾病之间关系的强度。

解释性标准。诊断择优的解释性标准可表述为:如果假说 H_1 比假说 H_2 能解释更多的临床事实,假说 H_1 统一并联结了在假说 H_2 看来是不相干的临床事实,那么,就应优先选择 H_1。对于某一诊断假说来说,阳性资料是诊断假说的支持证据,诊断假说对它的可解释性自不待言,需要进一步比较的是假说对阴性资料和中性资料的解释能力。

所谓阴性资料,是对某一诊断假说起削弱作用的资料。对于阴性资料能否作出合理的解释并予以消化,这是诊断假说解释力的一个重要标志。如果通过增加或修改具有可检验性的辅助性假说来解释阴性资料,就可以变其为阳性资料,从而加强这一假说的可能性。

风湿性心脏病的患者,预期应听到较强的病理性心脏杂音。当这一预期的体征没有出现,或仅出现较弱的杂音时,我们可以提出一个新的辅助性假说予以解释:患者可能合并心力衰竭,因心力收缩力衰弱致杂音减弱或消失。如果心力衰弱的判断成立,就反过来支持了风湿性心脏病的诊断。如果解释对于阴性资料不能作出解释,或者只是以"统计学例外"这一类没有可检验性的"特设性假说"予以解释,那么,都会削弱假说的支持度。

中性资料是对于诊断假说既没有支持也没有削弱的资料。对于中性资料的解释常见有两种方法：一是提出患者除本病外可能合并其他疾病的存在，二是认为这是某一疾病发展变化带来的结果。

由于有机体是一个紧密联系的统一体，一个疾病可以影响到人体的多个系统和功能的各个方面，因此在病人身上表现的各种症征很可能是内在关联的，机体同时伴发多种疾病的概率不高，一般不予优先考虑。能用一种诊断统一解释似乎不相干的临床事实，说明这样的假说解释力强，应予优选。

效益性标准。临床判断凝结了认识与价值的双重属性，它追求的目标不仅是能真实反映病人的病情，而且必须能够指导治疗，对病人产生效益。诊断假说择优的效益标准可以表述为：当竞争诊断假说的任何一方如果经上述择优原则的权衡尚不能作出选择时，应考虑选择对病人利益相对有利的假说进行治疗。这些利益包括安全、疗效、社会心理等因素。

安全因素：对于个体安全而言，相对于治疗中危险性大的假说，要优选考虑治疗中危险性小的假说；相对于病情进展缓慢、预后好的假说，应优选考虑病情变化快、预后不良的假说；对于群体安全而言，相对于非传染性疾病，要优先考虑传染性疾病。

疗效因素：根据目前的医疗水平，有些疾病的疗效较好，有些较差；有些疾病可以治疗，有些疾病是不治之症。因此，当两个竞争性假说条件相当时，相对于无法治疗的疾病应优先考虑可以治疗的疾病，以争取可以治疗的机会，特别是对于有危险性，但尚有治疗办法者更是如此。此外，我们宁可对某些不需要治疗的患者给予治疗，也不要对治疗可能产生效果的患者放弃治疗。

社会心理因素：在实际生活中，有些病的诊断会给就医者带来一系列的社会、心理、法律、伦理问题，甚至造成个人、家庭、社会生活的紊乱，如性病、不育症、残疾、绝症等。因此，除非有确凿的诊断依据，否则在竞争性假说选择时，不应优先考虑这些假说。

2. 拟诊外延适中法

怎样提出一个临床诊断假说，使它既不约束思路，又对临床有指导意义？这里有一个诊断假说的外延和应答域的问题。可比较下列假说的提法：

——甲病人可能是消化系统疾病；

——甲病人可能是胃病；

——甲病人可能是胃溃疡？胃炎？胃癌？

——甲病人可能是胃溃疡。

以上不同的诊断假说包含着不同的应答域,即在这个范围内可能作出的回答。如提法 1 是把应答域设置在系统水平；提法 2 是器官水平；3、4 则是更深层次的具体疾病模型。诊断假说的提出是一个应答域逐步缩小、认识逐渐加深的过程。诊断假说所设定的应答域越大,风险小,然而对临床的指导意义也小；诊断假说所设定的应答域越小,风险大,然而对临床的指导意义也大。因此,合理设置诊断假说的外延、控制其应答域,是一个十分重要的问题。一方面,抢着一味求稳的心态,将诊断假说的外延和应答域放宽,提出一些永远是正确的但又缺乏对临床有实际指导意义的初步诊断。如"发热待查"、"腹痛待查"等,不能使假说具体明确,对进一步检查缺乏指导意义,常常因此而延误了诊断。另一方面,求快心切,在条件不成熟情况下提出应答域较小、潜藏着较大误诊危险性的假说,以致在所考虑的病种中恰恰遗漏掉了真正的"罪魁"。外延适中理论认为,对临床有指导意义的假说,外延应该适中,在临床资料条件允许的情况下,逐步缩小诊断假说的应答域,使认识逐渐加深。

3. 拟诊证实法

拟诊的检验的证实方法即从肯定的角度去证明拟诊的确立,可包括临床检验和逻辑评价两种。

拟诊的临床检验。在现代临床医学中,诊断假说的检验通常是采用实验(广义)检验和试验性治疗检验两种方式进行的。所谓实验检验,是指通过实验手段对假说进行验证。如通过对人体血液、分泌物、脱落细胞的化验,通过对活体组织的病理检查,通过 X 线、心电图、超声波、纤维内窥镜等有关仪器对人体局部脏器的图像和物理指标进行观察等等。但有些诊断假说通过实验并不能检验,尤其是对于几种可能的假说的鉴别诊断,有时必须通过试验性治疗来完成。如初诊为阻塞性黄疸的患者,在使用激素后黄疸消退,就说明是病毒性肝炎而不是阻塞性黄疸,等等。

在临床工作中,诊断假说的检验是一个复杂的过程。常常不能因某项检验指标的验证确立一个诊断,而需要对各种临床资料进行综合分析和评价。许多疾病的诊断依据不能离开病史和体症。

S. T Bran 等 1967 年发表的一份研究报告指出:4 000 例患者中有诊断意义的阳性发现相对数如下:病史和体症 83%、实验室检查 18%、X 线检查 13%;再如英国出版的《临床医学大全》中关于心血管系统疾病的诊断依据的相对价值有如下数字:病史 40%、体格检查 25%、心电图 20%、X 线 10%,病理及其他特殊检查 5%。

虽然 20 世纪 60 年代以来,实验医学迅速发展,检测手段不断更新,但在评价检验结果时必须结合病史体症作全面考虑的原则并没有、也不会发生改变。

拟诊的逻辑评价。从逻辑的角度可将拟诊的依据分为必要征、充足征、可能征、否定征四类。

第一,必要征。必要征对于诊断某种疾病来说是无之必不然,有之未必然的症征,又称恒见征。即要诊断该病,此征是不可缺少的,缺其诊断则不能成立;如血压下降对于休克的诊断,血糖增高对于糖尿病的诊断等。但是,要诊断这些疾病,这些症征虽然是必要的,但未必是充分的。因为这些症状还有可能出现于其他疾病。

第二,充分征。充分征对于诊断某种疾病来说是无之未必不然,有之必然的症征。即要诊断该病,有此征就可以"一锤定音",确定诊断。比较:心包摩擦音是心包炎的充分征,但不是必要征(就是说有心包摩擦音肯定是心包炎,但心包炎不一定都有心包摩擦音);黄疸是黄疸性肝炎的必要征,但不是充分征(就是说黄疸性肝炎必有黄疸,没有黄疸者必不是黄疸肝炎,但有黄疸并不一定是黄疸性肝炎)。充分征可分为特异性的充分征(有之必然,无之必不然)和非特异的特异性组合的充分征。特异性的充分征亦称充要征,如末梢血液中疟原虫的被查出对于疟疾的诊断、狂犬病毒的检出和恐水等症状的出现对于狂犬病的诊断等等。临床上疾病具有明显的充要征的情况并不多见,这是临床诊断的特点和难点。非特异的特异性组合,是指就每一个症征来说,对该病并非特异征,但当它们同时出现形成的组合,则对诊断具有特异性。如消化道症状、肝大、黄疸、GPT 增高、HBsAg 阳性等征的组合对于乙型肝炎的诊断具有特异性。事实上,很多疾病的诊断标准,就是非特异性的特异性组合,仅靠特异的充分征来确立诊断的情况相对较少。

第三,可能征。可能征是常见于或可见于或偶见于某病的症征,这是临床上最常见的情况,也是临床诊断复杂性和概然性的一个重要来源。事实上,临床医生不得不从很多可能征来作出临床诊断。把可能征误认为充分征是导致误诊的一个重要原因。根据可能性的大小,可能征又分为高度可能征(常见征)、中度可能征(可见征)和低度可能征(偶见征)。

第四,否定征。否定征是决不会出现于某病的症征,若此征出现则可"一票否定"排除该病的可能。如低血糖为糖尿病高渗性昏迷的否定征,血压 80/50mmHg 是高血压脑病的否定征。因为某一(组)征症可能为多种疾病所共有,因此通过寻找和确定否定征的存在,就可以帮助我们迅速否定某一疾病,而加速其他疾病假说的建立。例如对放射治疗后可疑放射性骨炎的患者,如果发现患者有明显的骨膜增生,那么,即使患者的病史、体征、临床表现等再支持,我们也可以否定"放射性骨炎"这一诊断。因为"明显的骨膜增生"是"放射性骨膜炎"的否定征。再如临床上对骨髓炎和骨肿瘤的鉴别困难的病例,如果在读片中发现大块死骨,那么我们也可以立刻否定骨肿瘤的拟诊。临床上许多征症都是相对存在的,既可以作为充分征、必要征或可能征而出现,也可以以否定征的面目出现,只是它所面对的疾病不同而已。可以这样说,对于甲病的诊断是充分征的一类征症,对于其他疾病可以是否定征。

鉴于以上的分析,拟诊依据的逻辑评价公式可以表述为:

* 充分征 ∧ 必要征 ∧ $\overline{否定征}$ ——确定诊断
* 可能征 ∧ 必要征 ∧ $\overline{否定征}$ ——可能诊断
* 否定征 ∧ $\overline{必要征}$ ——除外诊断

在运用以上逻辑评价公式时有以下四点应予以注意:

首先,显然,在拟诊思维过程中,寻找充分征和否定征具有十分重要的意义,因为前者"一锤定音"用以确定诊断,后者"一票否决"用以排除拟诊。其次,目前医学对"四征"表现尚未彻底认识的疾病,运用上述评价公式有困难。再次,"四征"中的"无之……"、"有之……"是相辅相成的两个方面,不可割裂开来。最后,以上逻辑评价公式中的"四征",一般是指临床表现较典型的疾病而言。

4. 拟诊证伪法

拟诊形成之后,诊断思维的程序不外于两种:其中一种是囿于拟诊的"排它性证实"。一旦借助联想在经验基础上形成了初步印象,不少人往往就不由自主地习惯地带有倾向性地继续收集佐证资料对拟诊加以证实,有意无意地把所收集到的各种资料纳入拟诊的框架内予以自圆其说,以排除其他病变的可能性。这就很难摆脱思维惯性的束缚,所得出的结论易打上先入性的烙印,从而常常导致误诊。

诊断思维的途径还可以有另一种即证伪:从否定的角度去证明拟诊不能成立。或者说,不是以拟诊为中心努力加以排它性证实,而却是以此为线索进行"排己性证伪"。

奥地利裔英国哲学家波普尔认为,"可证伪性"是科学与非科学的分界标准。一个理论、假设、命题,如果在任何情况下也不可能被推翻,不可能被反驳,它就是不科学的;凡是科学的理论都应该是能够证伪的。

由于疾病状表现的复杂性和临床认识主体临床经验、理论水平的有限性,基于经验的拟诊往往与事实之间有误差。因此这些初始印象本身不一定能对所有资料做出最理想的解释,因此就有必要寻找其中潜在的缺口,有意识地进一步收集和分析信息,从各种可能性出发,对占主导地位的拟诊意见予以否定推翻,而不是仅仅满足于拟诊的证实。

证伪方法的认识论意义首先在于藉此常能较有效地摆脱思维惯性的束缚,使诊断思路不至于局限在经验联想所形成的拟诊框架之内。证伪的实质就是不承认原有认识的绝对正确性。对经验性联想的产物进行否证,亦即批判地对待经验,它有助于人们从各方面来审视和思考问题,辩证地对待各种资料之间的相互关系。

其次,证伪过程还促使临床认识主体自觉地尽可能广泛地收集各种相关信息,不仅包括支持拟诊的资料,更重要的是包括不支持拟诊的资料,并对之进行辩证综合的分析,从而在此基础上得出正确结论。

第三,证伪过程有利于促使医生提高自身素质和业务水平。要对经验印象进行证伪,其涉及面远较"证实"为广,故要求医生掌握更多的基础知识和间接、直接经验,这又驱使人们在诊断过程中必须重新学习,不断摄取以扩实自己的知识储备。

在临床思维中,证实方法和证伪方法相辅相成、对立统一;证伪中包含着证实,证实中包含有证伪,证实、征伪在一定条件下可以相互转化。

证伪方法在拟诊过程中的运作步骤如下:

首先,尽可能地收集不支持拟诊的阴性资料,分析其可能存在的合理因素;

其次,仔细分析支持拟诊的阳性资料,分析其可能存在的不合理因素;

第三,若不支持拟诊的阴性资料存在并具有合理性,拟诊可能不成立;

第四,若支持拟诊阳性资料的解释力和吻合率满意度不高,拟诊可能不成立;

第五,若不支持拟诊的阴性资料不存在或其存在但却无法形成一个新的拟诊意见,拟诊可能成立;

第六,若无法证明支持拟诊的阳性资料有误,拟诊可能成立。

拟诊证伪法的临床运用要受到许多因素的制约。一般常见病、典型疾病采用拟诊证实法就可以,拟诊证伪在这种情况下显得没有必要;有些病例不适合采用此法,如病情进展很快的急性病人;有些情况无法采用拟诊证伪法,如医学本身还需要研究的问题;拟诊证伪法还受到技术检查条件和费用支出的限制。

二、确诊的要求

(一) 拟诊向确诊的转化

1 从假定性走向科学性

拟诊向确诊转化的过程,就是综合运用各种获取临床信息的方法和技术手段,更加充分地占有与病人相关的医疗信息;在此基础上,充分发挥理性思维能力,对大量的感性材料进行综合加工,得出合理的判断;进而通过临床治疗实践等途径,进一步检验修正已有的判断,力求达到主观与客观相一致。在拟诊这一辨证发展过程中,拟诊的科学性不断增强,假定性不断减少,于是拟诊转化为确诊。

拟诊向确诊的转化的过程中,临床医生对自己的初步诊断不断进行反馈调节,将通过各种诊察手段获得的新资料和新经验作为反馈信息加入到对拟诊意见的综合校正中,使之朝完善方向发展。拟诊向确诊转化的前景,主要有三种情况:一种是拟诊在医生对疾病的不断认识和疾病自身的发展中得到肯定;一种是拟诊被新的临床资料的发现或病情的发展所否定而形成新的认识;还有一种是拟诊被部分修正、补充后发展成为更加完善的形态。

2. 确诊的逻辑结构

确诊的逻辑结构类似拟诊，也包括背景知识、感性材料、推理过程和结论性意见等基本要素。但是它摆脱了拟诊的初步假定性，向着较为成熟的阶段发展。这种决定性的变化对基本要素有着远远高于拟诊的要求。如背景知识既要宽又要博，且能融会贯通、灵活运用；对感性材料的占有要更加充分，且应善于去粗取精、去伪存真，综合判断，具体分析；推理过程要求更为严谨、可靠，医学专业理论与病人的具体实际要联系得更为紧密，一般和个别的关系要处理得更为妥帖；确诊中的结论部分也更为完备，不仅有病名，而且有病因，不仅有治疗方案，还应有预后判断等指导性、预见性内容。要达到上述要求，医生要注重多方面的修养、锻炼，其中最重要的还是加强搜集感性材料和逻辑、理论思维的方法与能力。

要达到确诊的基本要求，应当注意详细询问病史，掌握问病史的技巧；全面系统查体，留心查体时的意外发现；据病史和体检结果，进行有目的的辅助检查等问题；还要注意确诊过程中的理性思维。

3. 坚持独立思考

在形成确诊意见之前，医生要对获取的病史、体检和辅助检查等所有诊断资料进行辩证的分析，对全部资料逐一理解，恰如其分地进行分析判断。从中找出关键因素，作为确诊的主要线索，从中发现疑问，提出补充检查项目；从中检查拟诊中的合理因素和误诊因素并决定取舍。在确诊过程中，医生特别可贵的能力是独立思考、深入思索的能力，要力所能及地把有关方面都考虑到。比如，确定了病名之后，还要判断该病的发展程度、具体部位，以便在采取治疗措施时准备充分，不出意外。另外，对常见病、多发病绝不能因司空见惯而掉以轻心。临床实践中把阑尾炎误诊为急性胃炎、将流行性出血热误诊为感冒等情况屡见不鲜，其教训就在于因"熟悉"而放弃独立思维。

总之，在形成确诊意见的过程中，既要参考拟诊，又不能拘泥于拟诊，审视临床资料时，要注意其真实性、系统性和完善性，为正确的诊断提供可靠的"物质基础"；认识疾病不能停留在感性阶段，要善于对已有材料进行分析、综合、推理、判断等思维加工，完成科学抽象，求得正确的诊断。

一位女患者因血小板减少症经久不愈住进协和医院。第一次查房时医生发现她上床的时候行动不便，右腿比左腿稍短，右髋局部红肿。追问病史才知三个月前病人出现右髋关节活动剧痛,当时外院为其做了髋关节CT显示正常。医师为患者进行有关检查,并为患者实施髋关节穿刺,抽出脓液8毫升。令大家吃惊的是,从脓液中竟培养出伤寒杆菌!因为伤寒杆菌的髋关节感染极其罕见。经过对症抗感染治疗,并适时调整激素用量,病人的血小板减少症与髋关节病变均治愈出院。无论现代医学检查技术发展得如何先进,详细、全面的病史询问及认真仔细的体格检查永远是为病人做出正确诊断的基础。

(二) 确诊形成的核心要素

针对个体差异和审慎循证是确诊形成过程中的两大核心要素,两者有所偏废将导致确诊失误。

1. 针对个体差异

确诊必然是具体的、针对特定患者的、充分考虑个体差异的诊疗决策。对个体差异的认知,历来为医学家所重视。希波克拉底认为,在确诊过程中,"各种疾病的特点和轻重缓急何以不同,个人的体质摄生习惯,日常饮食为何差异,自然也必须考虑"[2];《黄帝内经》中记载了中国医学对个体差异研究,涉及解剖差异、体质差异、个体耐药性差异、心理差异、社会生活方式差异等诸多方面,是世界医学史中研究个体差异最早的文献之一。

对个体差异认知经验的积累,成为确诊依据之一。临床医生通过对个体患者诊疗经验的积累、参考专家的意见和教材专著的结论以及实验室检查结果等进行推理,形成确诊意见。在临床中,对个体患者的观察、问诊、分析、推理、归纳、实验室检查、特殊检查等,都属于经验医学对患者个体差异的认知方式。对个体差异的认知方式,很大程度上基于不完全归纳:从个别走向一般,由个体走向群体,从复杂多样的个体差异中归纳出关于群体共性的一般规律性的理论和方法,现代医学从某种意义上说,就是对众多个体差异进行归纳而形成的医学一般规律、一般方法的理论体系,如临床诊断标准、医学统计学的数据等等。在相当长的时间里,这些理论和方法被作为医学教育的范本和临床决策的指导。但是,由于不完全归纳方法得出的结论具有或然性,人们对仅仅基于经验的确诊依据的可靠性心存疑虑。

2. 审慎循证

循证医学将医生对个体差异认知的视野,从个体患者的主诉和症状体征中,扩展到人群和全球的范围,将医学对个体差异的认知放在随机、双盲、对照、大样本的群体层次背景下予以验证和考察。循证医学核心思想是应用最佳证据,通过谨慎、准确而明智的确认和评估,为诊疗决策提供依据。

循证医学证据、专家临床经验都是确诊建立不可缺少的必要条件,前者凸现蕴含于群体之中的概率关系和客观数据,后者侧重对个体差异表征的主观评估。一方面,随机、双盲、对照、大样本的科学制作,使得循证医学证据成为一种矫正经验医学偏差、克服归纳方法局限、拓展临床思维视野的重要参数;另一方面,循证医学证据是一组概率性质的数据,反映的是群体特征。一般不可能穷尽多样的个别,概率不可能囊括全部的个体。面对个体差异,确诊过程机械套用循证医学的证据是苍白无力的。

在专家经验的内涵中,最具有确诊价值的是对个体差异生动性、具体性、多样性和复杂性的感知和颖悟,对患者无偏倚的观察、准确的判断,是循证医学的前提,可以弥补循证医学的不足和局限;同时也要认识到,经验与推论为基础的确诊意见,往往缺乏严格的科研设计,其结论多带有一定偏倚。要降低经验的或然性,迫切需要一般理论和方法的指导,个人意见不是确诊中唯一的或主要的依据。

三、并非终结的认识

(一) 掌握相对真理

确诊意味着临床认识的深化和诊断意见的明朗化,这对于认识和治疗疾病无疑是十分重要的一环。与拟诊相比,它的科学性增强了,假定性减少了,科学逻辑推理更加严谨了,自身的逻辑结构更加完备了。这一切都决定了确诊在临床医学中占有重要的地位,能发挥巨大的作用。随着疾病的确诊,应基本完成明确病名、揭示病因、提出较为完备的临床治疗意见、预测愈后转归等临床步骤。在临床上则表现为由拟诊阶段的探索性治疗进入确定性治疗。这一过程标志着医生对某一具体病人的救治工作由被动转为主动;对整个医学事业而言,确诊也占有重要的地位,尤其是对那些未知疾患的确诊都是医学进步的表现,是医学发展中的阶梯。概括地讲,确诊具有指导临床实践、促进医学科研、锻炼临床认识能力、发展医学事业的作用。

(二) 走向绝对真理

确诊是由拟诊发展而来的,它并未穷尽对病人健康状况和所患疾病的认识;它不是认识的终结,而只能是整个临床认识中的一环;确诊并不意味着疾病会凝固,故必须随疾病的变化而发展。首先,确诊是绝对真理和相对真理的统一。古往今来，医务工作者诊治了无数的病人，研究过无数的疾病，那些已为实践证明是正确的诊断结论和处置方法经受了历史的考验，结晶为医学科学的核心内容，它代表了医学科学向绝对真理发展的总趋势。然而，任何确诊认识又都是在特定的历史条件和特定的环境条件下作出的，这种主、客观的局限性，决定着那些具体的确诊认识具有相对真理的属性，特别值得我们注意的是：由于时间、空间和手段的限制，医生只能看到病人和疾患的"横断面"，最完善的确诊认识也难以百分之百地揭示与病人病理状况有关的全部内容。因此，作为一个医务工作者切忌将确诊绝对化。即使一项大体正确的诊断，也不可能穷尽相关的病理状况和各层次特别是深层次的病变。医学发展到今天，人们对一些已知疾病已经摸索到一些诊断、治疗的规律。但是将这些规律用到具体病人身上，则是一个相当复杂和困难的事情，以至经常出现解剖探察或尸检结果否定确诊认识的情况。这就要求临床医生要谦虚谨慎、博采众长、精益求精。在确诊后仍要随时准备发现新情况、接受新考验，特别是及时掌握合并症、后遗症等情况，适时作出应有的科学预测，在动态中从总体上认识和把握疾病，使确诊得到补充、修正和完善。

注释：

[1] 刘虹：《医学辩证法概论》，南京：南京出版社，2000年，第337～344页
[2] 希波克拉底著，赵洪均、武鹏译：《希波克拉底文集·急性病摄生论》，合肥：安徽科学技术出版社，1990年，第102页

上工医病
——早期诊断

早期诊断是医学实践中最重要的问题之一。可考的早期诊断研究的文献,西医学最早见于《希波克拉底文集》,中医学最早见于《黄帝内经》。"上工救其萌芽"是对早期诊断最早的期盼。

一、上工救其萌芽的追求

(一) "三早"的目标

现代医学意义上的早期诊断研究开始于 20 世纪初。但近百年来早期诊断的研究一直是在生物医学的范围内，以早期诊断技术方法为研究内容，以分析还原为研究方法，以学科纵向开展为研究走向。医学哲学以系统综合的方法，从理性抽象的层面研究医学的普遍问题及其规律。早期诊断正是这样一个具有普遍意义、临床各科均面临的重要问题。

"早期发现、早期诊断、早期治疗"在 20 世纪二三十年代就已经成为西方国家和前苏联医学界努力的目标。我国 1916 年已有对肺结核等疾病早期症状研究的记载[1]。许多著名医学家对早期诊断十分关注，张孝骞、黄家驷、曾宪九、陈敏章、巴德年、汤钊猷等几十位专家教授均从医学不同学科的角度，撰写并发表过关于早期诊断的专著，为早期诊断研究留下了宝贵的财富。汤钊猷、吴孟超教授对肝癌的早期诊断经验、陈峻青教授的早期胃癌诊治的课题等等，均居国际先进水平。

(二) 早期诊断的界定

1. 早期诊断的两种含义

早期诊断有两种含义，第一种是针对某种疾病本身发展过程而言的，如"早期糖尿病的诊断"；第二种用法是针对某种疾病的诊断过程而言的，如"糖尿病的早期诊断"。

对早期诊断界定的实质是确立限定准确、可操作性强、表述严密规范的早期诊断标准。从目前的情况看，早期诊断的界定是多角度、多层次的。

2. 多维度的早期诊断概念

可以从疾病表征和疾病本质的角度界定早期诊断，如用症状学指标、病理学指标界定。

王逸慧 1935 年界定的早期宫颈癌的诊断标准是："1. 排泄物或混有血液 2. 少量出血 3. 子宫颈增厚或硬 4. 有易出血、其组织脆弱之小溃疡"[2]。

可以从疾病发展过程的角度界定早期诊断，如用病程指标界定：早期诊断是在有效诊疗时间窗前期作出的诊断或在病程的可逆阶段作出的诊断。

可以从病变组织形态的角度界定早期诊断,如用形态指标界定:早期诊断是病变组织体积微小或局限于一定范围之内时作出的诊断(如局限于粘膜的原位癌)。

可以从症状表现过程的角度界定早期诊断,如用症状发展指标界定:早期诊断是在无症状阶段、病前阶段作出的诊断等等。

3. 多层次的早期诊断概念

以类层次和种层次为例:类层次是在某一类疾病层次上界定早期诊断,其必要条件是某一类疾病的本质特征及其早期表征已为我们所认识。

人们已经认识到,在肿瘤的发生发展过程中,肿瘤的生物学特性如淋巴转移、浸润情况等是肿瘤的本质特征,据此,1973年国际抗癌协会(UICC)制定了TNM恶性肿瘤分期法,用T代表原发肿瘤,N代表区域(指本区域)淋巴结,M代表远区转移,三个字母后附加1,2,……数字表明具体肿瘤恶化范围的不同程度。TNM分期法为早癌的诊断予以了界定,具有鲜明的元概念的性质。

种层次是在某一种疾病的层次上界定的早期诊断。不同的疾病可能具有不同特点,甚至同一类疾病的共同特征也会因为病灶所侵犯的脏器不同而表现出很大的差异,从而对早期诊断产生影响。

肿瘤的生物学特性因靶器官不同而对于早期诊断的意义不同。浸润深度对空腔器官如消化道意义重大;肿瘤大小对实质性器官如肝肺脑肾至关重要;是否转移对不同肿瘤的早期诊断意义有别,等等。因此针对不同疾病的特点进行早期诊断的界定是必要的。在TNM分期法之后,各国学者依循其基本原则,针对不同肿瘤的特征制定了不同肿瘤的分期法,为各种肿瘤的早期诊断提供了依据。如大肠癌的早期诊断一般是指Dukes A期,即在大肠癌处于TNM分期的$T_{1,2}N_0M_0$时作出的诊断,这时肿瘤仅侵及黏膜下层或固有肌层,90%无淋巴转移,能够完全治愈。

(三) 早期诊断的基本形式

1. 主动早期诊断和被动早期诊断

早期诊断的基本形式有两种：主动早期诊断和被动早期诊断。主动早期诊断是采用普查或筛查的形式主动在人群中发现早期疾患。被动早期诊断是在到医院就诊的患者之中发现早期疾患。主动早期诊断的目的是希望在疾病无症状阶段、病前阶段发现疾病；其类型也有两种：自然人群的普查和高危人群的筛查。被动早期诊断的要求是尽可能在诊断过程中及时发现疾患，避免延误诊断。

2. 普查和筛查

一些疾病的普查效果得到认同。

脱落细胞涂片检查已使普查人群宫颈癌的发病率显著下降。同样，乳腺X线摄影检查在发现早期乳腺癌以及降低死亡率方面亦非常有效。[3]世界卫生组织明确指出宫颈癌和乳腺癌是目前仅有的通过普查可以降低死亡率的肿瘤。新技术的使用，提高了普查的效果。日本和我国的早期食管癌普查都取得了成功的经验。采用1%～3%的卢戈碘在食管内壁上喷洒，重度非典型增生及癌呈现淡染或不着色的变化，为肉眼早期识别提供了便利。特别是浅表平坦型食管癌，如不行染色观察，80%难以发现。[4]

另一些疾病普查效果受到怀疑。首先是普查的临床意义受到怀疑，其次是普查的发现率低下。

日本一组联合应用CA19-9及B超对无症状人群普查资料表明：普查对胰腺癌的早期诊断无意义，而对40岁以上有消化道症状的高危人群筛查，则可提高胰腺癌的诊断率。

日本从60年代在全国各地有组织地进行胃癌普查，1964年普查21万余人，1969年185万余人，胃癌发现率为0.17%～0.32%；1973年后普查均在300万人以上，1980年达330万人，胃癌发现率最高为0.17%。[5]

对普查效果的评估要考虑疾病性质、技术手段、普查对象、普查过程等不定因素的制约作用。不同疾病的内在规定性决定了不同疾病具有不同的表征方式，不同疾病所适应的检测手段及其技术水平不同，各国各地的经济水平不同，普查对象的文化素质相差很远，不同疾病普查的费用也有差异，普查过程的组织是否严密，数据处理是否科学等这些不定因素对普查效果评价都具有影响。

普查过程本身对普查效果评估的影响主要是可能存在许多偏差。如对肿瘤的普查就会有生物学特性偏差：普查时易被检出的常是生长较慢、预后较好的肿瘤，而生长较快的肿瘤则常易被遗漏。这是因为前者可较长期无症状，直至普查时才被检出，而后者则因为细胞倍增时间较短，肿瘤生长较快，短期内就出现症状而就医，这样就等不到普查即被诊断。由于两类肿瘤的生物学行为不同，如果进行分组对照，普查组的生存期较长就不难理解。人群分组的偏差：如乳癌的普查是在志愿的基础上进行的，在参加普查的人群中，有相当一部分是有乳癌家族史或患有乳腺增生等的乳癌高危人群，而非真正的自然人群。这样就出现了普查组的乳癌检出率较对照组高的结果。普查效果评估偏差：一般认为通过普查而早期诊断的患者能够提高5年生存率，使死亡率下降。这里有个问题需要研究：如果通过普查能使病例提前5年被发现，那么其生存期也必然要较正常情况下自然发病的增加5年。因此，在评价普查组即对照组的生存期时，应排除此因素。[6]

即使对具有一定临床价值的普查，自然人群的普查耗资巨大，"耗费和收益"的不平衡，是一个无法回避的问题。相比较而言，而高危人群的筛查有以下优点：针对性强；发现率高；偏差较小；费用低；工作量小。"耗费和效益"的平衡易于处理，临床意义凸现度高。

有报告介绍，肺癌的三大危险因素是男性、年龄≥40岁和吸烟量≥400支/年。有上述三个肺癌高危险因素人群中肺癌发现率4.7/1 000，其中Ⅰ期占50%，而且可以减少62.6%的工作量。[7]

我国卫生工作者30年前在胃癌的普查中，将普查和筛查的优点结合起来，创造了"四级梯度筛选法"：从临床体检做起，逐级排除最后对可疑者行胃脱落细胞学检查、胃镜检查和活体组织病理检查。[8]"四级梯度筛选法"方法简便，耗费低廉，适用于基层单位。即使在经济水平有了一定提高的今天，这种努力发现和寻找适用于我国国情的早期诊断方法的精神仍然值得提倡。

重视主动早期诊断的同时，不能忽视被动早期诊断，临床筛查是目前早期发现的主要手段。特别是在就诊人数众多的综合性医院中,对可疑的患者进行目标性较强的早期诊断相关检查,发现率高,费用低,是提高早期诊断率的重要的途径。

(四) 早期诊断的价值定位

1. 价值分类

价值,从哲学角度而言,是指客体的有用性或对于主体的意义。早期诊断的价值从根本上说是指早期诊断对提高患者生活质量的意义。根据其有无大小、向度指向可分为早期诊断的正价值、零价值和负价值;根据其性质类型可以分为临床价值和效益价值。

2. 早期诊断的正价值

早期诊断的正价值,是对患者有益的价值。一般认为,早期诊断对于提高治愈率、提高生活质量、改善预后和避免恶性预后、提高生存率具有重要甚至决定的意义,即早期诊断具有正价值。2 500 年前的希波克拉底持有此观点。他在分析早期诊断与预后的关系时说:"对病因清楚,发现及时的病,最有把握预言其病史。假如疾病和治疗同时开始,则疾病不会赢得竞争的胜利。"[9]《黄帝内经》中记载有对早期诊断意义的凝练概括:"上工救其萌芽","下工救其已成"。[10]现代医学研究证实了多数病种早期诊断的正价值。如某些急性进行性疾病早期诊断的意义十分显著。

有报道证实早期诊断对新生儿化脓性脑膜炎预后有决定性的影响:"发病 3 天内就诊的治愈率 100%;4~7 天就诊治愈率 82%,有效率 100%,>7 天就诊放弃治疗。"[11]

肿瘤的早期诊断的正价值受到广泛认同。

"早期癌症治疗后,80%~90%的病人可以得到好的结果;肝癌只要早期发现和有效治疗,是可能治愈的。"[12]胰腺癌早期诊断困难,目前临床确诊者大多属于晚期癌,手术切除率低,一般为 10%~20%,5 年生存率仅为 1%~5%。然而最近有报道称,若能对局限于胰腺直径≤2.0cm 的"小胰癌"早期确诊,并进行根治性切除治疗,5 年生存率可提高至 19%~41%;肿瘤直径≤1.0 者术后 5 年生存率为 100%。[13]

患者的5年生存率的提高、死亡率的降低常被用作证明早期诊断正价值的证据。汤钊猷认为，由于甲胎蛋白（AFP）在肝癌普查中的运用，切除小肝癌逐年增多，中山医院肝癌总的5年生存率由20世纪60年代的2.6%提高到1977～1982年的20.6%，肝癌已不再是不治之症。日本学者认为，在肿瘤浸润前可探知期早期诊断，可能防止浸润的发生；在临床前浸润期早期诊断，可能防止肿瘤引起的死亡，无疑两者均可能改变肿瘤的预后从而达到降低肿瘤死亡率的目的。因此，早期诊断率的提高和5年生存率的提高、死亡率的降低之间有因果联系。

是否对患者有益，是衡量早期诊断价值的唯一标准。一般说来，这是一个符合医学目的的价值判断，可以成立。但是，不同主体在具体条件下对于同一件事情的价值评判是不同的，有时甚至是相反的。

一位患者在健康检查中，被怀疑患有某种早期疾病而接受多项检查之后被告之这种病目前没有特异的治疗方法。患者指责这种早期诊断是"没有积极意义的，反而带来不必要的负担"。医生辩解道："没有早期诊断，怎么知道他的病是有治疗方法还是没有治疗方法的呢？而且，即使对他个人没有意义，对医学是有意义的。"

对早期诊断正价值的评判，人文的现实的标准和客观的历史的标准之间是存在着对立和矛盾的，医学正是在这种矛盾中发展的。

3. 早期诊断的零价值

早期诊断的零价值是指早期诊断对患者无益的价值形态。随着对早期诊断研究的深入人们发现，早期诊断的正价值并不是无条件的，在某种情况下可能是无价值的，即所谓零价值。早期诊断的零价值有两种情况：

一是从早期诊断的临床价值角度分析，某些情况下早期诊断没有必要。对某些微小癌的诊断似乎是没有必要的，因为这些微小癌几乎不会增殖成为进展癌。

据统计，甲状腺微小癌占人口的11%，但临床发现的甲状腺癌只占人口的0.002 2%。前列腺微小癌似乎也说明了同一问题：在尸检中4.2%～18.1%有前列腺微小癌，但临床发现的前列腺癌仅为0.002 7%。多数器官都可以出现微小癌，但至少是某些器官的微小癌发展为进展癌的概率极小。

人们对这种情况下的早期诊断的必要性采取了谨慎的否定态度,认为它呈零价值。

二是指某些证明早期诊断具有正价值的证据(例如早期诊断可以提高5年生存率、降低死亡率)和结论之间没有因果联系。有一种观点认为,早期诊断并没有降低死亡率,即使5年生存率的提高也不能说明这一点。

据美国学者 H. Gilbert Welch 等人的研究,1950~1995年,20种肿瘤的5年生存率均有提高。5年生存绝对增加值从3%(胰腺癌)到50%(前列腺癌)不等。同期12种癌的死亡率下降,其余8种上升。对于具体肿瘤而言,5年生存的变化与肿瘤相关死亡率的变化没有相关性。然而,5年生存的提高可能反映了诊断方面的变化,即发现了更多的早期癌症病例,包括那些永远不会出现临床症状的癌症患者。[14]

对早期诊断的零价值的问题需要慎重。对"微小癌几乎不会增殖成为进展癌"的结论需要谨慎对待。是所有的微小癌还是某些病种的微小癌不会增殖为进展癌?其确切的机制是什么?等等,这些问题需要认真研究。一概否认早期诊断与5年生存率的提高、死亡率的下降之间相关性的观点尚需进一步研究。不过,早期诊断与5年生存率提高的关系不是简单的一因一果的线性关系。生存率的提高和死亡率的减低,除了早期诊断和早期治疗的因素之外,还有其他因素在发挥作用,诸如患者的生活水平、身体素质、心理状态、社会环境等制约生活质量的众多因子。同时,以上这些因素在不同疾病、不同个体身上所起的作用也是有差异的。

4. 早期诊断的负价值

早期诊断的负价值是指早期诊断对患者有害的"价值"。早期诊断的结果可能存在四种情况:真阳性、假阳性、真阴性、假阴性,其中除了真阴性之外,其他三种情况需要讨论。真阳性,因早期发现早期治疗生命质量得以提高固然是正价值。但也可能出现早期诊断使检出者提前知道自己患有疾患,造成了长期精神压力,经治未果,病情加重甚至死亡的情况;对某些被检出的临界性病变还有过度治疗之虞。真阳性还有一种结果,早期诊断实现了,但由于缺乏有效的治疗效果,而使早期诊断徒费其功,甚至带来负价值。假阳性负价值的主要表现是给患者带来不必要的心理压力、不必要的检查、过度治疗的副作用甚至出现并发症的危险以及不必要的医疗费用支出。假阴性负价值的主要表现是由于误导,可能出现有了症状也不就诊、导致延误诊断的情况;更不说某些检查方法用于正常人的普查,还会给健康带来一定影响。

普查耗费是早期诊断负价值的相关问题。有一些学者从效益价值的角度质疑为早期诊断而进行的普查。

美国国立癌症研究所曾经实施过的"大纽约健康保健计划(HIP)",证实了乳腺X线照相普查提高了乳腺癌的检出率(37.6%),肯定可以降低乳腺癌的死亡率。瑞典、加拿大、英国也有类似研究,结论与美国一致。但费用昂贵:HIP研究中发现1个乳腺癌病人的耗费估计为23 404美元,防止1个乳腺癌病人死亡的费用估计为123 400美元。每挽救病人多活1年的价值约为22 350美元。按1996年美元价格计算,一次乳腺照相的价格是50美元,那么美国对40岁以上的全部妇女进行普查,年费用约2 659 500 000美元[15]。

讨论早期诊断的负价值问题,不能回避这样一个实质的问题:即负价值是不是早期诊断本身所固有的内在规定性。综上所述,认为早期诊断具有负价值的理由有三:缺乏有效治疗手段、早期诊断误诊、效益价值低迷。但这三种原因都不是早期诊断本身所固有的规定性。任何事情的实施都不可能没有副作用,不可能没有例外,在承认存在着一些使早期诊断失能因素的前提下,我们更应该为之努力的是如何发现有效的治疗方法、如何避免或减少早期诊断误诊、如何提高早期诊断的效益价值。因为早期诊断是符合医学发展规律的,从本质上说是符合患者的根本利益的。

二、早期诊断的技术和制约因素

(一)早期诊断技术的沿革和作用

早期诊断技术是一般诊断技术在早期诊断上的运用或在此基础上的专门化,百年来早期诊断技术方面的成果在现代医学史中有显要地位。

传统的早期诊断技术大致可以分为四类:物理学诊断、病理学诊断、生物物化诊断和免疫学诊断。这些早期诊断技术从19世纪被陆续发明以来,不断发展、不断改进,为早期诊断作出了重要贡献,至今依然在早期诊断中发挥重要作用。

1. 物理学诊断方法

物理学诊断方法以 X 线和内镜为例。

X 线在 1895 年由 Roentgen 发现以后，第二年即应用到肾结石的诊断上。我国上海同济医院 1914 年首先在国内使用 X 线设备。如今，在各级医疗单位中，影像学检查已经成为普及性的早期诊断手段。1903 年 Nitze 发明的膀胱镜可能是今天各种内镜的雏形。1978 年，前卫生部长陈敏章还专门撰文介绍过纤维内窥镜在早期诊断中的重要作用。[16]胃癌早期诊断取得了骄人业绩，电子胃镜功不可没。

2. 病理学检查方法

病理学检查用于各科早期诊断开始于 20 世纪上半叶。

细胞学检查方法最早在妇产科用于诊断早期子宫癌，1944 年起即推广用于其他各种体液检查。[17]苏联学者 60 年前就指出"细胞学检查方法使膀胱癌的早期诊断有了新可能性"。[18]今天广泛运用的病理学检查是早期诊断的定性和确立的依据。

3. 生物物化检查方法

生物物化检查用于早期诊断的历史可追溯到 70 多年前。

血清淀粉酶检测早期急性胰腺炎的方法是 Elman 等氏于 1929 年首次报告的："血清淀粉酶的试验最适宜急性胰腺炎的早期诊断。在发病后的 24 小时内其活动度通常在 500 毫克以上。"[19]生物物化检查是早期诊断的主要手段，它简便、无创、快速、易于普及、新项目多，不少项目的特异性和敏感性能满足早期诊断的要求，具有很大的发展空间。

4. 免疫学检查方法

免疫学检查方法是古老而年轻的方法。

1911 年卡宋尼氏发现，用包虫囊肿的液体经过石炭酸溶化过滤出来液体作为试剂，对于包虫抗原有过敏关系者，大都可以得到阳性的反应

(75%)。于是卡宋尼氏皮肤实验成为包虫囊肿早期诊断的最早的免疫学检查方法。[20]近几十年来,免疫学成为医学的带头学科之一,不断发展的免疫学方法已成为早期诊断中最主要的方法。

传统的早期诊断技术不可避免地存在着局限性,其中最关键的是偏重于形态学诊断和主要以疾病的表征改变为依据,从而减弱了其在早期诊断中的效价。如长期应用的X线胸透、心电图、B超等常规检查项目对某些传染性、感染性疾病的早期诊断仍然具有临床价值,但对于另一些疾病如肿瘤的早期诊断就显得力不从心,常规影像学检查发现的肿瘤大多数已属中晚期病例。

(二)早期诊断技术的转变和意义

1. 形态学和生物发展学的联袂携手

在科学技术飞速发展的背景下,早期诊断技术正在实现重要转变:从形态学诊断方法为主向分子生物学诊断方法和形态学诊断方法联袂携手转变;从以疾病的表征改变为依据向以疾病本质改变为依据转变。以肿瘤标记物及其检测方法为例:

肿瘤标记物是指肿瘤组织在其发生发展过程中分泌的物质,这些物质在质和量上的变异可以反映肿瘤的存在。这一名词是 Horbermen 于1978年在美国召开的肿瘤免疫诊断会议上提出来的。自此之后全世界范围内掀起了关于肿瘤标记物研究的热潮。现在,肿瘤标记物已不再局限于传统的血清学,各种途径获得的体液如穿刺物、腹水、胰液、粪便均可以进行肿瘤标证物的检测;不再局限于肿瘤的相关抗原,诸如酶类、激素类及基因产物等也属于肿瘤标记物的范畴。其中,一些肿瘤标记物的早期诊断能力如 AFP 得到临床验证。

学者们发现,多种肿瘤标记物的联合使用对提高阳性率有积极意义,能够弥补由于组织分型等原因导致的敏感性较差等缺点。

有学者研究肺癌标记物的联合使用,结果表示任何两种标记物的联检阳性率均较单项阳性率为高($P<0.01$)。三种标记物的联检阳性率(92.4%)较任何两项联检又有显著性的提高($P<0.01$)。[21]使用肿瘤标记

物与其他检查方法如形态学检查方法结合的形式,也有助于检出率的提高。Kang 等汇总文献认为,西方肝癌病人 AFP 阳性率低,如每年 1 次用 AFP+超声在 30 岁以上男性行 HbsAg 阳性者筛查,可查出 90％早期肝癌。[22]

传统的早期诊断技术都是以疾病的表征改变为依据的,但在很多情况下这些表征改变不是特异的,而且出现的时间往往又较晚,因此常常遇到延误诊断或者不能明确诊断等困难。而且这些诊断技术本身也有一定的局限。例如肿瘤早期诊断最常用的三项检测技术:影像学诊断(X 线胸片、CT、MRI 等)只能提示诊断,不能定性;病理学诊断(如痰脱落细胞学、活检等)虽能定性诊断但确诊率时常不能令人满意;肿瘤标记物检测,多作为肿瘤的初筛或诊断提示,可以反映病程、估计预后,单独作为早期诊断的依据不充分[23]。当代医学早期诊断技术发展的方向是:突破早期诊断以疾病的表征改变为依据的局限,将早期诊断的依据建立在以疾病本质改变的坚实基础上。基因诊断为其代表。

2. 基因检查方法的崛起

基因诊断的特征是发现决定疾病本质的"早期事件"。

混沌理论有一个通俗的比喻:安第斯山脉的蝴蝶拍动一下翅膀,孟买就会起龙卷风。其中蕴涵着的思想是,几乎注意不到的微小事件的组合,甚至可以导致一场巨变。人体在内外因素的综合作用下,微小的、分子水平上的基因改变都相当于蝴蝶翅膀的一次拍动。换言之,疾病的早期会有一些有重要临床意义的"早期事件"发生。这些早期事件倘若不能早期发现,往往会引发危及生命的"龙卷风"。

这些"早期事件"运用传统的早期诊断技术是难以发现或不能发现的,需要在基因水平上去寻找出路。基因诊断指在基因水平上运用现代分子生物学和分子遗传学方法,直接检测基因存在的缺陷、基因结构及其表达功能是否异常,从而可在很小的病变早期乃至几年前测试到某些疾病的基因突变。这无疑是早期诊断的理想境界。

Sandberg 等人报道,通过对白血病前期转化成急性白血病的过程中染色体的基因检测,发现染色体异常出现在临床确诊前 2.5～34 个月,这些染色体异常的"早期事件"包括超、亚二倍体、假二倍体及有碎裂、解螺旋化、断裂等畸变,有的还出现克隆。Sandberg认为可疑白血病前期或癌前期患者在出现染色体异常"早期事件"的时候,实际上已经处于癌的发展过程的早期。[24]

基因检查方法在特异性、敏感性方面的优势是显著的,随着技术的进步,在快速、便捷、易普及等等方面的特点日益凸现。日本采用基因诊断药盒检查系统对沙眼衣原体、淋菌、结核菌、分支杆菌、病毒感染进行基因检查,在特异性、敏感性和快速便捷等方面获得满意效果,而且这些药盒检查系统基本上不需要放射性物质,也不需要药盒以外的新设备,很容易被引入传统的化验室。[25]

运用基因技术进行产前检查,是一种将对疾病的诊断提前至出生前的早期诊断。虽然目前所涉及疾病主要是遗传疾病,但其意义是深远的。先天性代谢异常及染色体异常的胎儿检查,从20世纪70年代开始已在欧美及日本开展。

1977—1979年度,日本厚生省关于出生前诊断的预后追踪调查结果显示,胎儿检查的8.8%为染色体异常症,9.6%为先天性代谢异常症,2.1%伴隐性遗传性疾病,0.3%为其他。行胎儿诊断的先天性代谢异常的疾病,美国NIH报告,90例中患有黑矇性家族性白痴、全身性糖原质病等有15例,占16.7%。

美国学者Francis S. Collins和Victor A. McKusick在《人类基因组计划对医学的影响》一文中,对基因技术运用于早期诊断的前景做了乐观的预测:"预计到2101年,十几种常见病可应用基因实验进行预测,从而使渴望知道这类信息的人们能够了解他们的易感性,并采取行动以减低患病的危险度。"[26]

(三)早期诊断的制约因素

1. 早期诊断的难易度分析

总的来说,技术的进步降低了早期诊断的难度,但不同病种早期诊断技术的科技含量不同,不同疾病早期诊断的难易度差别很大。

有一些疾病的早期诊断本身并不困难。例如膀胱癌早期多有"无痛性肉眼血尿",行膀胱镜检查易确诊。有一些疾病的早期诊断过去难度较大,早期诊断新技术的应用使之难度降低,如 AFP 的应用改变了肝癌难以早期诊断的局面。

有一些疾病的早期诊断没有满意的手段,难度依然很大,有的难度堪称世界级难题。

肺癌的早期诊断很早就受到了重视。黄家驷教授早在1953年就发表学术报告指出,肺癌"在一般文献上,大约有1/3病例检查时认为无法施行手术,有1/3施行探查手术而无法切除,有1/3可以切除"。他在文章中写道"为了挽救病人,特作本报告为肺癌的早期诊断而呼吁"。[27]整整半个世纪过去了,肺癌的早期诊断状况没有显著的改善。国际抗癌联盟(UICC)曾经预测,到2005年全世界恶性肿瘤患者男性肺癌将占第一位,而中国的肺癌及患病绝对人数占全世界第一位,有资料称"中国肺癌将占全球一半",约130.8万人。国内外资料表明,肺癌病人待病理确诊时80%已属晚期,失去手术治疗机会,足见肺癌早期诊断之难。

比肺癌早期诊断更难的是胰腺癌。有人将胰腺癌称之为"癌中之王",被国际外科界列为"21世纪顽固堡垒"。

美国在过去10年中胰腺癌的发病率升高两倍,每年新发现病例28000人,确诊后存活超过1年的不足10%,总的5年生存率不超过1%,在60余种恶性肿瘤中预后最差。英国每年5000人死于胰腺癌,总的5年生存率仅为0.4%。我国上海1990年的统计结果表明,胰腺癌的发病率为5.1/10万,较20年前增加了4倍,虽然近年来胰腺癌的影像学诊断技术得到了较大的进步,但胰腺癌总的预后依然很差,大量的文献资料表明,术后5年生存率仅在5%左右。[28]

早期诊断难,又岂止肺癌、胰腺癌;早期诊断难易度,与早期诊断制约因素有关。这些制约因素可分为客观性制约因素和主观性制约因素两类。

2. 客观制约因素

早期诊断的客观性制约因素主要是指物质条件方面的因素对早期诊断的影响,这些因素包括缺乏早期诊断的标准、缺乏特异的检测手段、无特异症状甚至无症状、人体的生理特征的限制、病因病理与病机不清楚、患者不能在有效诊疗时间窗内早期就诊、不正规用药和发病率的高低等等。

早期诊断标准亟待建立或完善。在长期的临床经验积累和学术研究的成果之上，形成了各种疾病的诊断标准。而早期诊断就总体而言目前处于一种经验过程，缺乏系统的理论的研究，再加上早期诊断本身难度大，因此产生成熟的早期诊断标准的条件还不具备，除了如肿瘤等少数疾病已有公认的早期诊断标准之外，大多数病种早期诊断标准还有待建立。这种没有公认统一标准甚至没有标准的状况对早期诊断极为不利。

缺乏特异的检测手段。理想的早期诊断技术应具有高敏感性、高特异性、取材方便、无损伤、简便快速、易标准化、可重复、费用低、可预测复发、对治疗变化敏感等特点。具备所有这些条件的早期诊断技术方法目前没有。在以上特点中，灵敏性和特异性是关键，是评估早期诊断技术的核心指标。

70年前，学者们对灵敏性和特异性的意义就有了深入的认识：理想的检测手段有四个标准，"1. 结果相符和相反之程度；2. 感应性之高低；3. 特确性之高低；4. 操作手续之繁简。欲知某实验法之特确性如何，必先求得该法之假阳性反应多少，假阳性反应者，即凡于确无梅毒之血清，实验之结果竟有作阳性反应者是也。故假阳性愈多，则该实验法之特确性愈低"。[29]

灵敏性高，说明漏诊的可能性较小；特异性高，说明误诊的可能性很低。目前灵敏性和特异性都高的早期诊断技术不多。

诊断胰腺癌主要依靠影像学检查，但各种影像学技术对显示<1cm的肿瘤不敏感。经腹B型超声扫描是首选方法，对<2cm胰腺占位病位的检出率仅为33%。胰腺癌的基因诊断技术还需要有一个发展过程。北京协和医院王永志等对15例胰腺癌B超下穿刺取得组织，应用聚合酶链反应—限制长度多态性（PCR-RFLP）技术进行Ki-ras第12密码子突变检测。结果14例阳性，阳性率达93.3%。王永志等认为该方法是诊断胰腺癌的一种快速、准确、敏感、实用的基因诊断技术。但任钥欣、许国铭、李兆中等的研究表明：K-ras突变亦可见于良性胰腺疾病及正常胰腺，对它可作为胰腺癌的早期诊断的分子标记提出了疑问。[30]

无特异症状甚至无症状。症状是疾病本质的外在表现，特异症状是反映某类疾病特殊表征，是临床医生诊断的由此及彼、由表及里的桥梁。无症状现象是指患者在疾病条件下生命活动异常表现未被感知、未被发现的现象，是疾病本质的一种隐匿的、特殊的表现形式。当疾病以无特异症状甚至无症状为表现形式时，早期诊断的难度就可想而知了。

胰腺癌的位置深在，早期缺乏特异症状，一旦出现明显症状，诸如胰头癌的梗阻性黄疸、胰体癌的腰部疼痛，肿瘤多以浸润至胰腺实质甚至胰腺表面的被膜外，这时肿瘤多≥2cm，半数已伴淋巴结转移。

人体的生理特征的限制。某些器官的生理特征制约了现有早期诊断技术的效能，使疾病的早期发现难以实现。人体的肺脏必须随呼吸上下不停移动，即使发现可疑肺癌病灶也难做到快速安全穿刺活检病理诊断，特别是肺小病灶更难。

病因、病理与病机不清楚。对于某些病因、病理、病机清楚的疾病，早期诊断并非易事，如果病因、病理、病机不清楚的疾病，早期诊断更加困难。因为对于病因、病理、病机的分析，是早期诊断重要的思维线索。

患者不能在有效诊疗时间窗内及时就诊。疾病发展过程可分为可逆和不可逆两个阶段，其中可逆阶段为疾病在有效诊疗时间窗接受医学干预的时段。只有在有效诊疗时间窗内及时就诊、早期诊断、早期治疗，治疗预后才能满意，临床医生才能演绎妙手回春的故事；否则，错过了疾病发展的早期时段，医生们即使诊断明确也将面对无力回天的局面。

检查前用药。就诊前有用药史的患者，其疾病症状会受掩盖而影响早期诊断。特别是在投用了一些强效的新药而临床医生又不了解的情况下，这种制约因素的作用不能低估。

早期胃癌延误诊断的原因之一是在行内窥镜检查之前投用溃疡药物。这些药物能掩盖胃癌症状的证据。应用强效的质子泵抑制剂可以产生快速控制症状和促进溃疡愈合的效果。一例溃疡性早期胃癌，患者就诊前一段时间服用一种质子泵抑制剂，在内窥镜检查时呈"已治愈"的假象。溃疡性病变用质子泵抑制剂治疗不满4周，即使经验丰富的内窥镜检查师也可能不会发现病变。

发病率的高低。发病率较高的常见病、多发病,容易引起临床医生的重视,早期诊断的经验和方法比较多,早期诊断的检出率也相对比较高;发病率较低的少见病、罕见病,容易为医生所忽视,早期诊断的经验和方法比较少。

3. 主观性制约因素

早期诊断的主观性制约因素主要是指主观认识方面的因素对早期诊断的影响,这些因素包括早期诊断的基础研究薄弱、不熟悉疾病早期症状的特点、缺乏独立思考、早期诊断引发的医患纠纷使医生心怀疑虑等等。

早期诊断的基础研究薄弱。早期诊断是一个涉及众多学科的复杂问题,需要投入大量的科研力量。目前除了个别病种的早期诊断的研究正在深入之外,总体上来说,研究的课题大多以病因学及中晚期的综合治疗研究为主,而早期诊断研究的投入少、课题少、基础性的研究报告少的"三少"现象十分突出。

不熟悉早期症状的特点。疾病症状特别是典型症状临床医生比较熟悉,但疾病的早期症状往往由于其隐匿性、非特异性、不典型性等特点,文献记载少见,临床医生不够熟悉,至使早期诊断无从做起。

1931年,人们对黑热病的早期症状知之很少,钟惠澜医生自己患了黑热病,"钟氏首先于1931年报告他本人所患黑热病的早期征候与症状,直到1935年,李与钟二氏发表了1924~1934共十年间所看到的51个早期病例的重要观察,在中国及世界文献上该二氏是首先对黑热病早期景象给予全面描述者"。[31]

由于对疾病的早期症状缺乏了解,延误诊断的事情时有发生。有学者报道,把诸如对近记忆丧失、难以胜任家务、语言问题障碍、时间和地点错乱、情绪或行为改变、判断力下降、抽象思维障碍、人格的改变等痴呆的早期症状视为正常的"老化"而延误了治疗的情况不少见。[32]有学者在分析肺癌延误诊断原因时分析:病人自己延误诊断的时间平均为1.08个月,医师延误诊断的时间平均为3.69个月,如再加上自怀疑至确诊的一段时间,则为时更长。而肺癌患者的自然生存时间仅13.2月,说明如欲达到早期诊断,必须缩短医师诊断的时间。[33]要做到这一点,熟悉疾病的早期症状是前提。

缺乏独立思考的能力。早期诊断是诊断中的难点,需要临床医生有独立思考的能力。正如《黄帝内经》所说:"独出独入,呿吟之微,秋毫在目。"[34]

早期诊断引发的医患纠纷使医生心怀疑虑。相对于一般诊断而言,早期诊断的不定因素、未知因素更多,风险程度、误诊概率更高。由于目前医患关系的现状,有些医生顾虑如果在症状出现未完全满足诊断标准的时候进行早期诊断,风险大,一旦误诊,会引发医患纠纷。

一位儿科医生说,她遇到早期症状表现不齐备、不完全满足诊断标准的疑似早期川崎病患者时(第3届国际川崎会议修正的诊断标准有6项内容,具有诊断标准6项中有5项以上又不能被其他已知疾病所解释的可作出川崎病的诊断),即使有相当把握,做早期诊断有顾虑。往往是"继续观察直到症状满足诊断标准再做诊断,因为有过经验教训"。

从严格执行诊断标准的角度,这位医生无可厚非;问题是当6项指标中5项都齐备时再作诊断,也许已经不是早期了。这样从负面吸取"经验教训"固然不足为取,也不一定是普遍现象,但这种性质的制约因素值得我们警惕。

三、早期诊断思维误区和认知节点

(一) 思维误区

早期诊断的过程,首先是一个复杂的思维过程。从目前早期诊断思维来看,有以下几种倾向值得警惕。

1. 金标准绝对化倾向

将某种技术检查的结论视为金标准并使之绝对化。科技含量高的技术检测结论对早期诊断的意义毋庸置疑,但将其绝对化的倾向是危险的,以基因检测为例。基因检测是目前最先进的检测手段,是早期诊断金标准的关键部分。实际上,任何技术方法都有技术假阳性和假阴性,基因检测亦难免。基因检查的特异性和敏感性在不同的疾病检测上存在差异。而且,基因异常和临床疾病并非一一对应,即使是同一疾病,有时能检出基因异常,有时不能检出。基因检测如此,其他方法更是这样。金标准绝对化还表现在忽视患者的个体差异,将不同个体、差异很大的各种检测用一个尺度去衡量,至少在有些情况下需要分析。过度强调金标准的权威,忽略个体差异,正确的早期诊断是困难的。

2. 新技术片面化倾向

片面强调新技术的作用,忽视传统的、常规检测方法的意义和作用。实践证明,许多常规的传统的早期诊断检测方法经济简便,准确率满意,适用许多常见病、多发病的早期诊断。但一些临床医生不是从常规检查做起,而是一上来就是细胞水平、分子水平的新技术检测方法。目前关于早期诊断的文献中,几乎全部是讨论新技术在早期诊断方面的作用和意义的,对常规检查在早期诊断中的作用研究得很少,讨论怎样在早期诊断中运用最简便、最廉价的手段或结合国情探讨怎样在早期诊断方法上予以创新的文章更少。

这种片面追求新技术的思维倾向,受到巴德年院士的批评:"在某些单位某些部门,在衡量临床医学的研究成果时,往往用是否达到了分子水平、达到了细胞水平来评价其水平的高低,这是一个严重的误区。临床研究工作的水平决定于疾病诊断、治疗上是否有创新,有经得起临床验证的有临床严格对照的、别人也能重复的科学成果。用最简便、最廉价而有能解决大问题的临床诊治方法和技术就是最高的技术,最好的方法。"[35] 医学科研如此,早期诊断也是如此。

3. 生物医学孤立化倾向

仅从生物医学的角度看待早期诊断问题。早期诊断涵盖的内容远远不仅仅是技术问题、生物医学问题,它包括了社会、心理、伦理等丰富的人文内涵。以早期诊断的伦理问题为例,由于多数先天异常目前还没有治疗的方法,对于这样的疾病是否需要运用基因检查方法早期诊断? 例如,对一部分舞蹈病患者在尚未发病阶段,多数意见是不想让被检者知道有基因异常。再有,是否易患高血压,是否易患糖尿病等体质性诊断,在预防疾病方面有其价值,但是在以其他目的(结婚,就业,生命保险)检查时,予以早期诊断会带来社会伦理问题。仅从生物医学的角度考虑问题,有时并不符合患者的根本利益。

4. 早期意识淡漠化倾向

对疾病的早期表征缺乏应有的警惕和足够的重视。在各种早期诊断技术方法飞速发展的今天,为什么早期发现的胰腺癌这样少,除了胰腺癌本身的特点之外,缺乏应有的警惕和足够的重视是导致这种状况的主要原因之一。即使在西方国家,25％的患者确诊前6个月已有上腹部不适的症状;15％的患者到医院就诊后,仍需6个月以上才能获得确诊。[36]

5. 早期诊断局限化倾向

有一种误解,似乎早期诊断是针对慢性进展性疾病而言的,因为慢性进行疾病自然病程较长,早期诊断意义明显;而早期诊断对病程发展快的急性进行性疾病没有意义。

李树芬、吴天樨1927年发表文章讨论急性肠梗塞时说:"在医学上言之,无别种病症应早期诊断及施术有如此症之急且甚者。如待患者腹部膨胀、吐粪、脑力瘁衰,然后始请外科家施术,是则不特无以对外科学家,抑亦无以对患者。"[37]

某种意义上说,急性进行性疾病的早期诊断更为急迫,技术难度更为复杂,临床意义更为显著。目前关于慢性进展性疾病的早期诊断研究比较多,也取得了一定的成果,而对急性进行性疾病早期诊断的研究相对滞后。这是一个需要引起注意的问题。

(二) 认知节点

1. 认知系统

目前早期诊断思维的一个主要缺陷是一极化思维。其特征是仅从一个向度去研究早期诊断的问题,焦点往往集中在某种早期诊断的技术上,这是有失偏颇的。张孝骞教授在1954年就提出过批评:消化性溃疡诊断的"另一趋势是过分机械的依靠局部X线检查而忽视病历、症状和患者的整体,以至本病在诊断方面存在着一些问题。尤其是早期诊断还普遍的做不到,几乎所有病例在发现时已经达到了慢性阶段,或已有了并发症,这是应该加以批判的"[38]。解决早期诊断的思维是一个复杂问题,我们需要研究早期诊断的思维方略。当务之急是在临床认识主体的知识结构中建构早期诊断的认知系统,使早期诊断思维不仅仅滞留在某一个检测数据上,而是交织成一张早期诊断的认知之网,其目的是提高早期诊断率;任务是对高危人群实施预警搜索;思维方式是人文—科学的整体全息思维;技术手段是合理配合的高新技术和常规检查方法。在这个认知系统中,早期诊断的认知节点(Cognize Node,以下以CN表示)发挥着关键的作用。

所谓早期诊断的认知节点是搜索、汇集、综合、反馈、处理早期诊断信息的组结,是构成包含着众多早期诊断信息的临床认知单元。这些信息可以是诊断的一个具体步骤,可以是疾病表现的一个方面,可以是临床检查的一项数据,可以是患者的遗传背景、心理状态等等。在诊断过程中,临床医生从这些认知节点入手,认真搜索这些认知节点中所包含的早期诊断信息并反馈于早期诊断的认知系统,通过分析、综合、技术检测等认知环节,最终确定早期诊断。

2. 认知节点

CN1:健康教育。公众的自我保健意识水平高低是早期诊断是否成功的另一半。有关早期诊断健康教育的作用不容忽视。其内容主要是向公众灌输预防意识、自我检测意识和如何进行自我检查的方法。

大多数乳癌是病人自己发现的。在查体的时候,医生应该教会妇女如何进行乳房自我检查。通过早期诊断健康教育提高公众自我保健意识,主动定期检查,配合普查筛查,有病及时就诊,避免发生由病人自己延误诊断而失去早期诊断的机会。

CN2:高危筛查。以高危人群为筛查对象,建立高危人群随访制度,是变偶然发现为主动发现的有效途径,是对处于疾病过程早期阶段的患者进行主动干预的必要条件。这是因为,仅仅靠健康教育是不够的,西方的健康教育开展得不错,但还是有相当数量的个体没能在疾病发展早期进入临床诊治。

美国有800万成年糖尿病患者在就诊前平均已存10~12年之久,这些未能早期诊断的NIDDM患者中,15%~20%有糖尿病性视网膜病,5%~10%有蛋白尿。[39]我国学者报道,1958~1967年间小肝癌仅占肝癌的1.7%(2/118),均是临床偶然发现。70年代开展AFP普查、80年代起采用AFP和B超在高危人群中开展普查和健康年检,使小肝癌被检出的比例有显著增加:1968~1977年占8.1%(29/356),1978~1987年占21.4%(152/715),1988~1997年占36.3%(740/2 038)。实践表明,采用AFP和B超在高危人群中开展普查是发现小肝癌的有效途径。[40]

CN3:详问病史。询问病史可以发现早期诊断信息。病史往往提示患者是否属于高危人群,是否具有遗传背景等等。传染病、寄生虫病的疫源接触史则是早期诊断的要件,临床医生应予以高度重视。

30年前上海市结核防治中心曾对松江县某生产大队农民共2 616名,用询问病史、接触史结合体检的方法与X线缩影片两种方法分别检查,结果X线缩影片所查出的肺结核病人中有51.6%能单靠前一种方法就能作出诊断,而重症者无一遗漏。[41]

CN4:常规检查。一些疾病的早期诊断信息通过常规检查就可以获取。

新生儿期是诊断和治疗先天性髋关节脱位的黄金时间。有报道介绍对600例新生儿行"常规性简单易行的髋关节检查,检出4例先天性髋关节脱位及2例先天性髋关节发育不良患儿",其疗效、费用和治疗周期均获满意效果。[42]国内外的医学专家都认为,"发现前列腺癌的最敏感的方法是直肠指诊。应用此方法,我们在一项免费前列腺癌普查中得到令人鼓舞的初步结果,在50～80岁的男人中发现前列腺癌11名,而检查时都无症状。"[43]即使在具有高新检测技术的情况下,常规检查在早期诊断中的意义仍然重要。有学者将直肠指诊(DRE)这一常规检查与直肠超声(TRUS)等高新技术检查在前列腺癌早期诊断中的价值进行比较,结果DRE、TRUS阳性率分别52.94%、73.53%。[44]

CN5:早期症状、首发症状、早期临床特点。疾病症状包含大量早期诊断信息。对于早期诊断而言,简单地说注意症状和体征是不够的,要熟悉疾病常见的早期症状、首发症状和早期临床特点。首发症状是疾病最初为患者察觉或临床检查发现的症状。首发症状不都是早期症状,但首发症状中包含有一定数量的早期症状。注意并研究疾病的首发症状,对于早期诊断具有重要意义。

咳嗽、咯血、胸痛等是肺癌最常见的早期症状,在一组260例研究对象中,咳嗽作为首发症状出现者118例(45.3%),以咯血作为首发症状者58例(22.3%),以胸痛为首发症状者49例(18.8%),以发热为主诉者18例(6.9%),以胸水为首发症状者12例(4.6%)。[45]在缺乏可靠的技术检测方法情况下,分析疾病早期的临床特点,可以找出早期诊断的线索。到目前为止,钩端螺旋体在早期仍缺乏可靠的实验室诊断方法,但根据其临床特点,结合流行病学资料可以作出早期诊断。钩端螺旋体病在早期有如下特点:起病急骤;尿的变化阳性率高;对青霉素治疗反应明显。

CN6:无特异症状、无症状。怎样在无特异症状和无症状的患者中作出早期诊断是难点也是重点,意义重大。

日本1983年开始进行了内镜大肠筛选(SCS)。接受检诊的主要是无症状者。健康检查时SCS发现无症状大肠癌的75%系早期癌。而无症状大肠癌的21.5%,即每5例中便有1例可能为进展癌。[46]江苏省昆山市第一人民医院创办"健康俱乐部",接受公众健康咨询,进行健康教育,开展健康检查,是在无特异症状或无症状者中发现早期疾患的一种有效形式。

CN7:前病变。前病变的概念目前尚无公认的统一的认识,在临床实际工作中,对这一概念的使用也极不一致。

对癌前病变的概念有的病理学家认为,癌前病变系指出现于恶性肿瘤之前,形态学上出现的某种程度的不典型增生,但其本身上不具备恶性特征性改变,或认为某些较容易发展成为癌的病变。WHO规定发展成为恶性的可能性超过20%的各种病变,属于癌前病变。[47]

前病变阶段的疾病是可逆的,其发展向度具有两维性。由前病变发展为病变是有条件的。在前病变阶段作出早期诊断,我们就可以通过褫夺其变化条件而切断由前病变向病变发展的链条。前发展病变持续的时间,就是早期诊断实施的空间。据研究,不同的疾病前病变持续的时间差异较大,有的病种前病变持续的时间可长达几年甚至十几年。显然,在这样的空间中作出早期诊断是有可能的。因此,怎样认识前病变,如何在前病变阶段作出诊断,是早期诊断研究的重要课题。

CN8:局部症状。在疾病的早期阶段,病变刚刚发生或处于相对缓慢进展之中,对机体的侵蚀大多局限于局部,往往局部症状较多,全身症状较少。因此,早期诊断的思路,可以从局部症状入手予以展开。

CN9：病因、疾病诱因、危险因素。病因是疾病发生的根本因素，是疾病发生的必要条件；诱因是疾病发生的中介条件，是传递组合病因和机体的媒介，是能够诱发和促进病因发生作用的因素；危险因素是疾病发生条件中的"触动因子"。分析疾病的病因、诱因和危险因素，可以截获其中蕴涵着早期诊断信息。有报道说，根据现有资料推算，对40岁以下有肺癌诱因者，有选择性地进行检查，可以提高肺癌发现率约3～5倍。[48]

CN10：早期鉴别诊断。注意鉴别疾病的早期症状是减少和防止早期诊断误诊的重要环节，也是早期诊断的难点。早期鉴别诊断的水平决定着早期诊断的水平，对预后影响极大。

肝豆状核变性的临床表现有时和病毒性肝炎极为相似：黄疸、肝肿大、肝功能异常等。如果不能在早期予以鉴别诊断，徒增患者经济负担不算，还将贻误早期救治的时间。早期鉴别诊断的一个重要方面就是做好相关的鉴别检查。如肝豆状核变性与病毒性肝炎的早期鉴别诊断可通过铜代谢方面的生化检查予以鉴别。黄家驷教授50年前就意识到早期鉴别诊断这个问题，他写过这样一段话："肺癌在早期有咳嗽、吐痰等常见症状，如不进行各种检查极易认为伤风感冒，不加注意，甚至有了咯血等较为严重的症状时，亦可认为是结核，给予人工气胸、链霉素治疗等。拖延日久，病变散播，终究无法根治"[49]。

CN11：年龄特征。人体器官在不同的年龄患病的频率不同。根据这一特点，为不同年龄段的患者有针对性地对相应器官做检查，是提高早期诊断率的有效方法。

各类牙齿疾病的检查，包括龋齿、牙齿不正、牙周炎等可从1岁起，每年至少做1次；宫颈刮片是目前广泛检查子宫颈癌最简便有效的早期诊断方法，一般女性18岁时做第一次宫颈刮片检查，以后1～3年检查1次，在获得连续3次阴性结果后，检查间隙可以延长；乳房检查用于预防和早期发现各类乳房疾病，特别是乳腺癌。女性40岁时，由医生指导做第一次乳房检查；男性在50岁时做第一次前列腺检查；直肠镜和胃镜检查50岁时开始做，以后3～5年检查1次，等等。

如果我们有条件在不同的年龄段进行有针对性的检查,会在提高早期诊断率方面有所收获。

CN12:心理改变。人们很早就认识到心理改变是早期诊断的内容。

张昌绍在1934年的《肺结核的危险信号》一文中,列举了肺结核的15项早期症状,其中"心情变动,对于一些小事情容易兴奋或动怒"是第一项。[50]

CN13:职业、生活习惯等社会因素。对于相当一部分疾病而言,职业、生活习惯等社会因素是一种更为重要的致病因子。

冠心病是一种受多种因素制约的疾病,据文献报道这些具有致病作用的因素共有246种,诸如高血压、高血糖、过量进食、缺乏体力活动、吸烟、A型性格等等,其中绝大多数与生活行为方式有关。关注这些社会因素,对早期诊断至为重要。

CN14:病理病机。《黄帝内经》认为,要做到早期诊断,成为"上工",必须深入理解病理病机,掌握疾病的变化。"上工救其萌芽,必先见三部九侯之气,尽调不败而救之,故曰上工。下工救其已成,救其已败。救其已成者,言不知三部九侯之相失,因病而败之也。知其所在者,知诊三部九侯之病脉而处之。"[51]

世界卫生组织1999年提出了肿瘤的3个1/3:即1/3肿瘤是可以治疗的,1/3的肿瘤是可以早期诊断的,1/3的肿瘤是可以预防的。如果对人类健康的头号杀手肿瘤都可以实现这样的境界,那么对其他疾病的预防、治疗和早期诊断也可以达到甚至好于这样的水平。全球医学界共同努力,一定能使更多疾病得到早期诊断,使2 000多年前《黄帝内经》提出的"上工救其萌芽"的理想变为现实。

注释:

[1] 囊克,木勒:《肺结核病人之胃症状》,《中华医学杂志》,1923年第9卷第4期,第16页

[2] 王逸慧:《子宫颈癌》,《中华医学杂志》,1935年第21卷第7期,第39页

[3] Bruce A. Chabner:《癌症普查的策略推论和结果》,《美国医学会杂志》中文版,1998年第17卷第2期,第167页

[4] 于中麟:《应努力筛查早期食管癌》,《中华内科杂志》,2001年第40卷第1期,第1页

[5] 朱雅琪:《早期胃癌》,《日本医学介绍》,1983年第4卷第5期,第27～29页

[6] 徐光炜:《乳腺癌普查的几个基本问题》,《中华外科杂志》,1987年第25卷第10期,第561～563页

[7] 徐启明:《135例早期支气管肺癌的外科疗效分析》,《中华外科杂志》,1993年第31卷第3期,第134～136页

[8] 北京市胃癌协作组:《梯度筛选法在胃癌普查中的应用》,《中华医学杂志》,1976年第7期,第409～411页

[9] 赵洪钧,武鹏译:《希波克拉底文集》,合肥:安徽科学技术出版社,1990年,第223、129页

[10] 谢华编著:《黄帝内经·素问篇·八正神明论篇第二十六》,北京:中国古籍出版社,2000年,第112页

[11] 黄孝宇,赵志霞,刘玉兰:《化脓性脑膜炎的早期诊断和治疗》,《新乡医学院学报》,2000年第17卷第2期,第34页

[12] 汤钊猷著:《肝癌漫话》,长沙:湖南教育出版社,1999年,第100页

[13] 胡家露:《努力提高胰腺癌的早期诊断水平》,《中华内科杂志》,1999年第38卷第2期,第77页

[14] H. Gilbert Welch、Lisa M. Schwartz、Seven Woloshin. Are Increasing 5-Year Survival Rates Evidence of Success Against Cancer. JAMA. 2000;283:2975～2978

[15] 美国科学委员会报告:《40岁以上无症状妇女乳腺X线照相普查》,《美国医学会杂志》中文版,1990年第9卷第2期,第87～93页

[16] 陈敏章等:《内窥镜逆行胰胆管造影的临床应用》,《中华内科杂志》,1978年第5期,第354页

[17] 文士域:《关于消化性溃疡诊断的几个问题》,《中华医学杂志》,1954年第7号,第511～515页

[18] В. Л. Полоский:《膀胱癌的细胞诊断学》,《中华外科杂志》,1956年第3号

[19] Elman,R, Arneson, N. and Graham, E. A. Value of amylase estimations in diagnosis of pancreatic disease:Clinical study. Arch. Surg. 19:493,1929

[20] 叶宗典,章魁华,李家忠:《包虫囊肿之诊断及治疗》,《中华外科杂志》,1955年第4号,第252～253页

[21] 何娟,卢振芳,魏淘:《CYFRA21-1、NCE、CEA联检在肺癌诊断中的价值》,《医学研究通讯》,2000年第29卷第1期,第41页

[22] Kang JY, Lee TP, Yap I, et al. Analysis of cost-effectiveness of different strategies for hepatocellular carcinoma in hepatitis B virus carriers. J Gastroenterol Hepatol,1992,7:463

[23] 王耀,王光杰,顾国浩等:《四种肿瘤标记物对肺癌诊断价值的探讨》,《中华结核和呼吸杂志》,1998年第21卷第7期,第410页

[24] Sandberg A. et al. The Chromosomal Studies in Cancer Epidemiology, In Lynch. Henry T, et al:Cancer Genetics, et l, p136, Thomas, Springfield,1976

[25] 北村圣:《基因检查》,《日医杂志》,1997年第117卷第3期,第378页
[26] Francis S. Collins、Victor A. McKusick:《人类基因组计划对医学的影响》,《美国医学会杂志》中文版,2001年第20卷第6期,第271~274页
[27] 黄家驷:《为肺癌的早期诊断而呼吁》,《中华外科杂志》,1953年第3号,第159~163页
[28] 赵玉沛:《重视早期诊断是攻克胰腺癌的关键》,《中华外科杂志》,2001年第39卷第4期,第261~262页
[29] 李宗汉:《康氏与克莱氏梅毒实验法之诊断的价值》,《中华医学杂志》,1935年第21卷第4期,第331~334页
[30] 任钥欣,许国铭,李兆中等:《K-ras基因在胰腺疾病中突变的检测及其临床意义》,《中华消化杂志》,2003年第23卷第5期,第293~295
[31] 钟惠澜:《中国黑热病研究工作概论》,《中华医学杂志》,1954年第6号,第413~438页
[32] 王丽华:《痴呆的早期症状》,《健康报》,2002年9月25日
[33] 徐昌文,张积余,张令仪等:《肺癌的早期诊断》,《中华医学杂志》,1965年第51卷第9期,第551~554页
[34] 谢华编著:《黄帝内经·素问篇·宝命全形论篇第二十五》,北京:中医古籍出版社,2000年,第108页
[35] 巴德年:《加强临床医学研究,进一步提高临床医学水平》,《中华医学杂志》,2003年第83卷第1期,第1~2页
[36] DiMagno E P. Pancreatic cancer: clinical presentation, pitfalls and early clues. Ann Orcol. 1999,10(4):140
[37] 李树芬,吴天桎:《急性肠梗塞——早期诊断及施术与夫关于本症之医案》,《中华医学杂志》,1927年第13卷第4期,第44页
[38] 张孝骞:《消化性溃疡的诊断》,《中华医学杂志》,1954年第7号,第507~510页
[39] Maureen I. Harris:《及早发现未能诊断的非胰岛素依赖型糖尿病》,《美国医学会杂志》中文版,1997年第16卷第3期,第143~144页
[40] 周信达,汤钊猷,扬秉辉:《1000例小肝癌手术切除经验》,《中国实用外科杂志》,2001年第21卷第1期,第41页
[41] 崔祥槟:《对农村肺结核病防治工作的意见》《中华内科杂志》,1966年第14卷第2期,第83页
[42] 汪春兰:《助产士在先天性髋关节脱位早期诊断中的重要性》,《实用护理杂志》,2001年第17卷第12期,第19页
[43] Gerald W. Chodak MD, Harry W. Schoenberg. MD:《常规普查发现前列腺癌》,《美国医学会杂志》中文版,1985年第4卷第3期,第156页
[44] 王莎莎,吴晓岩,袁彬彬等:《前列腺癌的早期诊断》,《临床医学研究》,2002年第19卷第9期,第30页
[45] 吴辉祖,穆魁津:《肺癌的临床症状与误诊分析》,《中华内科杂志》,1980年第19卷第6期,第419~421页
[46] 光岛彻:《无症状大肠疾病》,《日本医学介绍》,1998年第19卷第2期,第49页

[47] 俞孝庭:《肿瘤病理学基础》,上海:上海科技出版社,1986年
[48] 中国人民解放军总医院肺癌防治研究小组:《关于肺癌早期诊断的几点体会》,《中华内科杂志》,1978年第1期,第7~12页
[49] 黄家驷:《为肺癌的早期诊断而呼吁》,《中华外科杂志》,1953年第3号,第159~163页
[50] 张昌绍:《肺结核的危险信号》,《中华医学杂志》,1934年第21卷第1期,第102~105页
[51] 谢华编著:《黄帝内经·素问篇·八正神明论篇第二十六》,北京:中医古籍出版社,2000年,第112页

阴晴圆缺

——误诊

在临床诊断的天幕上,既有皓月当空的美好,也有云遮雾罩的遗憾;每一位医生都想演绎妙手回春的故事,每一位医生都想避免误诊的难堪和无奈。但是,误诊往往成为每一位临床医生不期而遇的事件。

一、误诊：对疾病认识的必经环节

(一) 认识论的分析

1. 难免与可免

误诊是医生对病人所患疾病判断的失误或延误，是临床认识中的主客观相背离。误诊和医学一样古老，诊断过程中必然伴随误诊。几千年来，中外医学家一直在为减少误诊孜孜不倦地探索。《希波克拉底文集》记载了几十例误诊死亡病例并一一剖析，用以警示后人。清代张锡纯的《医学衷中参西录》、明代的《医家误》以及清代王清任的《医林改错》等文献是我国历史上最早的误诊学医学专著。

误诊从本质上说是一个认识论范畴，是由于各种原因对疾病的认识发生的偏差甚至是背离。某些疾病的误诊会因为医学进步而减少；某些误诊会因为医生的技术水平或责任心的提高而降低；但误诊这一医学发展过程中不受欢迎的事件，过去有，现在有，将来还会有。人类对疾病的认识永远只能是在相对真理的水平上，永远需要提高水平以弥补认识上的不足和纠正差错。毋庸置疑，在全球范围内，误诊的确是个需要重视的问题。

我国血管外科专家、中国科学院院士汪忠镐教授，竟然被误诊多达 6 次！2004 年 10 月，汪忠镐教授因出现轻度咳嗽、流鼻涕，被诊断为"过敏性鼻炎"。此后的两个多月时间里，汪忠镐教授又先后三次因咳嗽、呼吸困难等症状加重入院治疗，入院间隔时间越来越短，症状也越来越严重，最严重的一次，差点造成窒息。2005 年 5 月底，汪教授在一位美国医生帮助下才确诊为胃食管反流病。作为患者，汪忠镐教授对此充分理解。因为他知道，这种"误诊"属于认识论范畴并非属于职业道德范畴。作为医生，汪忠镐教授首先想到的是更多与自己同病相怜的病友。于是，汪院士提出了胃食管喉气管综合征学说，并在二炮总医院创办了我国首个胃食管反流中心。

在对待误诊的问题上，我们是难免与可免的统一论者。就人类对疾病的整个认识过程而言，误诊是难免的，甚至在某种意义上说，误诊是人类对疾病认识史上的必经环节；但对某一个具体病人和某一种具体疾病的诊断来说，误诊并不总带有必然性，而是可以避免的。在通常情况下，对数病并发的复杂病征、疑难杂症、异常发展的非典型病征及本地罕见的病征，往往容易误诊,而对于常见病、多发病和比较单纯、比较典型的疾病,误诊是可以避免的或者减少的。将误诊率降至最低限度是我们的根本目标之一。而要做到这一点,很重要的是要加强对误诊原因的分析研究。

2. 积极与消极

从一定意义上说,医学发展史就是正确与错误、成功与失败相比较而存在相斗争而发展的历史,是人类对疾病的正确认识和错误认识相互依存、相互促进又相互排斥、相互离异的过程。从这个观点看问题,误诊的作用是多方面的,既有消极作用,又有积极作用。

连带作用。误诊是临床认识活动中主观与客观的背离,它往往导致误治,导致病情的迁延,导致患者痛苦,甚至导致患者死亡。

启发作用。误诊给临床工作者留下了疑问,提出了问题,启迪人们对之进行进一步探索。

"红灯作用"。误诊积累了有价值的反面材料,是后来的临床医生诊断过程中一盏此路不通的红灯。它告诫后人对于此类疾病要作出诊断,必须另开新路。

借鉴作用。误诊从整体上是主观对客观的背离,但就其中某个方面,可能包含合理因素,可供借鉴。

警戒作用。误诊不仅患者痛苦,而且也是临床医生的挫折和困顿。但它能使临床医生清醒、警惕。误诊,特别是较严重的误诊,具有极大的尖锐性和鲜明性,可有效地提高临床医生的认识水平和尊重客观规律的自觉性。

(二)误诊的断定

1. 判别与检验

诊断是临床医生对疾病的一种认识,属于主观范围。主观范围内的诊断是否符合主观范围以外的疾病本质,这在主观范围以内是无法得到最终证明的,而疾病本质本身也不能直接回答人们的认识是否正确。为了检验是否误诊,只能从主观范围回到客观的医疗实践。一般说来,人们在医疗实践中获得了关于疾病本质的认识后,用其去指导医疗实践,达到了预期目的,获得了较好的疗效,那么这种诊断是正确的;反之,有可能是误诊。医疗实践是主观见之于客观的中介,人们只能通过医疗实践的效果来判断诊断是否具有客观真理性。因此,判别是否误诊的标准只能是医疗实践。

判别是否误诊在临床上一般具体表现为以下几个方面:

治疗效果。是否误诊,不是以患者或医生的主观感觉为标准,而是以客观实际结果为标准,即是以治疗效果作为标准。

X线检查发现上肺局限性的絮状密度增高的阴影,结合病史初步诊断为肺炎。究竟这一诊断是对还是不对？经过两周抗生素的正规治疗,病人自觉症状消失,X线复查云絮状阴影完全消失,这证明原来的诊断是正确的。

手术检查。是否误诊,不是以印象诊断为标准。对于外科、妇科的病例来说,未经手术证实的诊断都是印象诊断。只有经过手术,确实找到病变的组织或器官之后,诊断才被证实。

一男性病人,30岁,因上腹部疼痛伴恶心、呕吐一小时入院。就诊前3小时,曾进食凉的饭菜,呕吐物为所进食物。入院检查发现,患者烦躁不安,呈变换体位,时蹲时坐,腹软,剑突下压痛明显。肝脾未触及。既往有胃病史。当时临诊医生根据不洁饮食史和消化道的临床表现拟诊为急性胃炎,给予内科保守治疗。无效。12小时后,出现上腹部肌紧张,经外科会诊又诊断为急性胃穿孔。立即剖腹探查,找到病变部位,从而证实了急性胃穿孔的诊断,否定了原来曾拟诊的胃炎。

病理检查。是否误诊,不仅仅以肉眼大体观察为标准。病理检查是当前诊断良性或恶性肿瘤和其他若干疾病的主要依据和手段。有些疾病只根据临床表现长期得不到明确诊断,经过活组织检查很快就可以确诊。

特异性检查。是否误诊,不仅仅以症状表现为标准。某些特异性辅助检查对疾病的诊断在特定的情况下可以起决定性的作用,因此,在某种情况下,特异性检查也可以作为检验诊断的标准。

根据病史初步诊断为疟疾的病人,若进一步作血涂片检查找到疟原虫可证实原来的诊断。依据病人的症状、体征作出关于伤寒的假设诊断后,如果出现肥达氏反应阳性,即可确定诊断。当然,一次查不到疟原虫或一次肥达氏反应阴性也不能推翻疟疾或伤寒的拟诊。

2. 绝对性和相对性

医疗实践作为判别是否误诊的标准,既是绝对的,又是相对的。

是否误诊,应该而且只能以医疗实践来检验。凡经不起医疗实践检验的诊断,都是不能成立的。因此,医疗实践作为判定诊断的标准是绝对的。但是,实践标准同时又是相对的。因为医疗实践是历史的,发展的。每一历史阶段的医疗实践所证实的某种诊断的正确性也是有限度的。因此,医疗实践作为检验诊断的标准也是相对的。

具体地说,医疗效果、病理检查等检验诊断正误的标准本身也具有相对性。医疗效果好与差的判断往往带有一定的主观因素,有些疾病可以自行缓解或自然痊愈,并非医疗的效果;有些疾病的转归往往是精神因素所致。甚至在误诊的情况下,由于心理效应的因素,也还会出现误诊疗效的现象。如果仅以病人痊愈不痊愈作为判定诊断正确与否的标准,显然是不妥当的。有些病程较长,目前又无特殊疗效的疑难病征,如恶性肿瘤,即使疗效不明显,也不能以此否定诊断。病理检查也常带有一定的主观性,由于检验人员技术水平和设备条件的限制,检查结果不一定绝对可靠。同一张病理切片,某甲报告为正常,某乙报告为恶性肿瘤这样的事,临床上不乏其例。特异性检查,一次两次阳性或阴性结果,都不能据此肯定或否定某一疾病的诊断。因此,作为临床医生,对待检验诊断的实践标准,应该作辩证的理解。既要看到它的绝对性,以便和主观唯心主义划清界线;又要看到它的相对性,以便和形而上学划清界线。任何把绝对性和相对性割裂开来、对立起来的想法和做法,在临床工作中都是有害的。对待检验诊断的实践标准的科学态度是:具体问题具体分析,把治疗效果、探查所见及各项辅助检查的阳性发现与病史结合起来,全面考虑,综合分析,以检验诊断的正确与否。

二、误诊的基本原因

《临床误诊误治》杂志主编、中华医院管理学会临床误诊误治研究会副主任陈晓红在调查分析了64万份误诊病历报告后,将误诊误治的原因归纳为16种,主要是:医生经验不足,缺乏对疾病的认识;问诊与检查没有取得共识;医生没有选择最有力的检查项目;过分依赖或重视检查结果;疾病本身缺乏特异性症状;医生的诊断思维方法有问题;疾病属国内罕见病、新病;并发症掩盖原发病;以罕见的症状反映疾病;病人主诉不确切,代诉病史不确切;病理诊断错误;病理切片不到位;多种疾病并存,漏掉主病;缺乏特异性诊断设备;对专家、权威盲从;病人故意隐瞒病情。

在这 16 种导致误诊的原因中,需要注意的有"重要的客观原因"、"重要的主观原因"和"思维方法原因"。

(一) 重要的客观原因

1. 疾病的复杂性

疾病的复杂性是误诊最主要的客观原因。如机体的复杂性、病因的广泛性、患者的个体差异性、病程发展的过程性、临床表现的多样性、临床表现的相似性、临床表现的不典型性、几种疾病并存或合并症的干扰性等等,都可以模糊和转移临床医生的视线和思路,导致误诊。

2. 诊断的特殊性

临床诊断过程中,有一个不同于其他认识领域的特殊矛盾,即要求决断的紧迫性和临床资料的不完备性的矛盾。这种特殊矛盾对临床诊断有很大制约作用,它也是发生误诊的一个重要的客观原因。

3. 缺乏有效沟通

世界卫生组织的一项调查说明:平均 19 秒钟,病人的主诉就被打断了。如此短的交流时间,导致误诊、漏诊率大大增加。美国 2004 年一项研究显示,每 100 起医疗事故,就有 63 起因沟通不畅引起。

4. 医院分科太细

一个患者总是同时和很多医生打交道,比如血液问题需要看内科、血液科医生;乳房 X 光检查涉及放射科医生;宫颈涂片涉及妇科和病理科医生……看的医生越多,被误诊的几率就越大。如果这些医生开的药物互相影响,可能导致更加严重的后果。

5. 就诊时间

病人可能在疾病发生、发展的任何时期前来就诊。一般来说,就诊越晚,病症表现越完整和明显,诊断相对容易,但治疗效果却可能很差;就诊越早,可能是治疗的较好时机,但对早期病例,医生在诊断上却会碰到更大的困难。

急性心肌梗死最初 1—2 小时内,病人虽有明显症状,但心电图表现可能不典型,血清酶也无异常表现;过 1—2 天,一切诊断依据都已展现,却已丧失了溶栓治疗的时机。

(二) 重要的主观原因

1. 经验不足

临床经验不足易导致误诊。从某种意义上讲,诊断水平的高低与个人临床经验成正比。许多高年资医生能在关键时刻提供诊断治疗的指导性意见,一个重要原因是由于他们在实践中积累了丰富的经验。一个缺乏经验的医生,而对具体病人常常感到很难把握,分析思考无从下手,临时翻书去与本本对照,抓不住疾病的本质,这是很容易出现误诊的。当然经验也有局限性,因为它主要是从个人经历的事实比较中形成的。这种经验有的属于只知其然而不知其所以然的感性印象,带有或然性或狭隘性,如果把它绝对化,在诊断中只以经验为指导,拘泥于老套套,不与理论结合,有时也很可能发生误诊。这就是为什么有些经验丰富的老医生,根据经验作出诊断有时也有失误的重要原因。

2. 知识结构不完整

医学理论知识和医学相关知识的欠缺易导致误诊。临床医生的这种知识欠缺,不仅指其掌握的知识在层次上的不足,也包括在数量和涉及面上的欠缺。临床医学本身很复杂,又涉及许多相关学科,要求临床医生具有比较合理的知识结构。临床医学理论具有普遍性,它高于经验,将之应用于临床,与经验相结合,可克服经验的局限性,提高诊断的准确性。这方面不足,无疑在诊断中容易造成失误。相关学科与临床诊断关系密切,但许多临床医生对此却又缺乏足够的了解,缺乏相应的知识准备,常常因此误诊。知识结构不合理,与误诊的许多因素都有关系,是一个带有普遍性、根本性的问题。当然,医学理论也有相对性,需要随实践的发展不断发展,不能将之绝对化。对理论采取教条主义的态度,一切从本本出发,也是难免要失误的。

(三) 思维方法原因

正确的诊断要求有正确的思维方法。思维方法上的局限性是临床误诊的一个重要的主观原因。主要有以下几种表现:

1. 表面性思维

疾病的现象纷繁复杂,还有假象混杂其中,而本质则隐藏在其后面。认识的任务在于透过现象抓住本质。但是,现象是外在的、可见的、直观的,而本质则要靠抽象思维才能把握,有相当的难度。人们在认识中比较容易犯的毛病之一就是表面性。临床医生的认识如果停留在病象表面,则难免发生误诊和漏诊。表面性思维的特点是,拘于现象,忽略本质。

24岁女性,发热及左侧胸痛、胸闷两天。查体:体温38℃,气管轻度右偏,左侧胸部饱满,左下肺呼吸音消失、血白细胞$14×10^9/L$,其中,中性细胞占71%,淋巴细胞占29%。胸透:左侧胸腔中等量积液。胸腔积液常规检查:属渗出性胸腔积液,以"结核性胸膜炎"抗结核治疗。第二天,病情加重。急诊转院查血及胸腔积液,淀粉酶均显著增高,确诊"急性胰腺炎并发左侧胸水"。本例误诊原因为没有认清胸腔积液的本质。满足于胸腔积液这一表现,对引起胸腔积液病史、病因缺乏全面分析研究,思维简单,以致误诊。

2. 静止性思维

疾病是一个发展变化的过程。要把握具体病例的矛盾特殊性和病程演变规律,往往只有在疾病运动中才能实现。有些疾病的特征病象并不表现在整个病程,只是在其发展的某一阶段才出现。然而常常有这样的情况,当原有诊断不符合病情的新发展时,临床医生不能随变化了的情况改变自己的看法,而是抱住"初诊"不放,这势必导致误诊。静止性思维的特点是固守初见,一成不变。

3. 主观性思维

临床上往往有这种情况,有的医生仅凭患者的某一病史、某一主诉、或某一症状,就先入为主专断地定为某种病,既不作全面体检,也不详问病史或作必要的实验室检查,就想当然地下诊断和处方治疗,以致造成误诊。主观性思维的特点是先入为主,自圆其说。

52岁男性患者2h前无明显诱因剑突下隐痛发展为阵发性绞痛样发作伴胸闷。余无不适。自诉既往有"冠心病史"。入院检查:体温36.2℃,脉搏60次/min,呼吸20次/min,血压130/80mmHg,心率60次/min,律整,无杂音,心音弱,肝脾未及,莫菲征可疑阳性,余(一),心电图正常。即按冠心病、心绞痛常规治疗,患者症状未见好转。先后两次复查心电图,心肌酶谱均正常。转上级医院经十二指肠检查发现胆总管十二指肠开口处有蛔虫附着,确诊为胆道蛔虫症。本例误诊原因,初诊者思维局限,单凭自述有既往史就诊断心绞痛、冠心病,忽视了与其他疾病的鉴别,对临床表现缺乏全面的分析,满足于剑突下疼痛,胸闷,自诉有"冠心病史"就用不典型心绞痛来解释,以致误诊,实不可取,引以为戒。

4. 片面性思维

人体是一个复杂的多层次的系统整体,任何一种疾病,都在不同程度或层次上涉及整体,完全局限于某一系统或器官的病毕竟很少。在临床诊断中,如果把疾病的某一表现夸大,轻率地肯定或否定都会导致误诊。片面思维导致误诊还表现在偏信单项检查结果。由于现代检查手段日趋先进,医生往往可以直接得到有关疾病的某种现成答案。然而辅助检查不能离开其他临床资料的支持,它只能反映局部一时的、某一层次的变化,只根据单项检查所提供的数据或图像来肯定或否定某种疾病的存在,往往会循其谬误,导致错误结论。片面性思维的特点是以点代面、不及其余。

54岁男性患者,半年来反复发作颈背疼,多于情绪激动或活动量增大时发作,持续10min左右或休息后缓解。颈椎摄片示:颈椎骨质增生。一直以颈椎病治疗。后因健康体检,心电图诊断:心肌缺血型改变。考虑冠心病、心绞痛,经扩张冠状动脉,抗心绞痛药物常规治疗,上述症状消失。本例误诊的原因,依赖X线片诊断,以颈椎病为老年常见病的惯性片面思维方法,没有认真分析颈部疼痛的诱因及疼痛的性质,更未考虑到疼痛发作时间短,且自行缓解的非典型心绞痛的特殊表现这一特点,以致误诊半年。

5. 习惯性思维

由于专业分工的需要和限制,临床各科医生各自都有收集和评价临床资料的特点,都有确定诊断和处理病人的习惯,但若对分科思维的局限性认识不足,则会把思维局限在所熟悉的部分疾病中,不自觉地设法以自己熟悉的病种对疾病表现作出自圆其说的解释,形成一定的经验思维模式,俗称思路,心理学上称为定势。定势的形成最主要的原因是相似情景的反复呈现和我们用同一思路给以的成功处理。这种定势的形成使医生每遇到病人时往往易将其诊断为很小范围内的某个疾病,这种心理准备和思维倾向阻碍了医生思维的开拓,往往造成对一些病征的视而不见,以致误诊。习惯性思维的特点是思路狭窄,惯性滑行。

三、减少和避免误诊的基本方法

(一) 深入实践是减少和避免误诊的首要前提

正确的诊断要以丰富的而可靠的临床资料作基础,为此必须深入病房,接触病人,勤于对病人的观察和检查,系统掌握病人的各种信息和动态,这是减少和避免误诊的首要前提。临床诊断是建立在翔实的病史询问,认真的体验,准确的实验室及物理检查的基础上,临床资料越全面,越丰富,才有思考问题的余地,才能有正确诊断的前提。同时临床资料的参考价值要经过认真的思考和分析。没有艰苦细致的临床实践,难以发现患者的症状体征的个体差异。每个临床医生还要善于利用前人的经验,亲自到实践中去,增强和丰富感性认识,使诊断思维建立在自己的感性认识的基础上,提高临床思维的正确性、准确性。

(二) 广积知识是减少和避免误诊的基本途径

知识结构方面的缺陷,既影响临床资料的收集,又影响临床资料的科学加工和正确判断。为了防止和减少误诊,每个临床床医生必须一方面十分重视积累和总结自己的经验,一方面要不断充实和更新自己的理论知识,不仅要掌握医学基础理论、基本技术、基本方法,及时吸取最新知识,而且要吸收相关的自然科学、社会科学、思维科学、方法论科学和哲学知识,不断更新观念,完善自己的知识结构。并在实践中把理论与实践结合起来,使经验得到提高,使理论能灵活应用,变为分析问题、解决问题的思维能力和方法,不断提高自己的诊疗水平。新世纪的医生只有精专博学,多学科互相渗透,在临床难点问题上思路开阔,思维活跃,少走弯路,才能随时把握临床诊断思维的主动权。

(三) 善于思考是减少和避免误诊的关键手段

诊断过程是一个复杂的思维过程,思考得辩证、周密、深入、客观,才能有效地防止或减少误诊和漏诊。从诊断方面来说,应当经常思考自己诊断的基础是否牢靠;从对临床资料的思维加工方面来说,应当经常思考自己加工过程是否科学,结论是否正确,临床医生在诊断过程中如能每走一步都反复思考,并经常对全过程反思和检讨,慎之又慎,三思而定,则误诊和漏诊是可以大大降低和减少的。临床医生最先接触的是病史、症状体征、检查结果,这些都是疾病的一些现象,是疾病本质的外部反应。因此,在认识疾病的过程中不能把思维的目标局限在对疾病现象的认识上,应通过现象,深入到本质。在疾病发生发展过程中,有时会产生一种假象,相对疾病来说,也是一种表现,它是疾病在特殊情况下的一种反面表现。所以对具体的疾病和患者的问题,考虑得越周密,体会就会深刻,认识就越正确,临床思维水平就能得到较快的提高。

(四)从善如流是减少和避免误诊的重要条件

在临床上,不管多么高明的医生都难免发生失误。但是,可怕的不是在于会出现错误,而在于不认真去发现和改正错误。自恃高明,矜持固执是一定要出差错的。因此,谦虚态度、民主精神、兼收并蓄的胸怀、自我批评的勇气是掌握真理,防止和减少误诊的重要条件。

(五)尊重实践是减少和避免误诊的根本措施

一切诊断的正确与否,都只能由临床实践来检验。根据诊断或拟诊进行的治疗,诊断性治疗和试验性治疗,一般说来观察其疗效是检验的标准。因此,临床医生应当密切观察患者病情的动态,仔细分析和正确评价疗效。只要判明诊断有误或拟诊不能成立,应根据新的材料重新考虑诊断,而不掉以轻心,如此,则能以较快的速度修正错误,避免或减少误诊。

共同愿景
——治疗目的与治疗手段

在美国纽约东北部的撒拉纳克湖畔,镌刻着西方一位医生特鲁多的铭言:有时去治愈,经常去帮助,总是去安慰。在特鲁多看来,治疗目的的指向,不仅是医治病患,控制症状,更重要的是传递对生命的呵护和关爱;医生们眼界中能够实施治疗目的的,不仅有生物医学的治疗手段,也包括帮助、安慰等精神性的治疗手段。

一、多维度的思索

(一) 基本内涵的限定

1. 基本的要件

有学者指出,目的、手段是一对以研究"人是什么"为中心的哲学范畴。[1]还有的学者指出,目的和手段,是反映人们在认识世界、改造世界的过程中主观与客观之间关系的一对哲学范畴。[2]在医学哲学视野中,治疗目的与治疗手段是反映医疗实践过程中主观与客观关系的医学哲学范畴。所谓治疗目的,是医患双方根据疾病的实际情况和诊疗需要而提出的治疗目标。所谓治疗手段,是为了实现治疗目的而采用的方法、途径、措施和方式。

诚如目的和手段是任何实践活动基本条件一样,[3]治疗目的与治疗手段是医疗活动的基本要件,仅有主观治疗目的而没有达到治疗目的的客观治疗手段,医疗过程无法"合目的性"地实现;治疗目的合理设置与治疗手段的合理选择是治疗效果的基本保证,没有合理的治疗目的或治疗手段选择不当,难以获得满意的治疗效果。

2. 共同的目标

治疗目的是医患双方控制或治愈疾病的理想和愿望的抽象。治疗目的的主体不仅包括医疗技术人员,也包括患者。治疗目的是医患双方共同的主观愿景,是医患双方对治疗活动可能达到结果的共同设计。治疗手段是医患双方在知情同意的语境下,双方共同选择的结果。由医方独控话语权,单方面裁定治疗目的和治疗手段的做法,从根本上说,不利于维护患者的根本权益,也不利于治疗目的的实现;医生放弃在治疗目的的设定和治疗手段选择中的主导地位,同样不符合患者的切身利益。

(二) 研究维度的划分

1. 不同的维度

治疗目的和治疗手段可以从不同角度予以划分为不同的研究维度。从层次度维度,可分为现实的、可能的、理想的治疗目的和治疗手段;从时间维度,可以分为当前的、近期的、远期的治疗目的和治疗手段;从空间维度,可以分为局部的、整体的治疗目的和治疗手段;从难度维度,可以分为简单的、复杂的治疗目的和治疗手段;从性质维度,可以分为合理的、不合理的治疗目的和治疗手段;从方式维度,可以分为对因的、对症的治疗目的与治疗手段;从属性维度,可分为一般的、特殊的治疗目的与治疗手段;从数量维度,可分为单一的、综合的治疗目的与治疗手段；从效果维度，可以分为姑息的、根治的治疗目的与治疗手段，等等。

2. 多面的视角

人为地划分以上不同的界定，为临床思维制定适宜的治疗目的，选择适宜的治疗手段提供检索途径和选择的思路；为研究治疗目的和治疗手段提供了相互勾连交叉的思维视角，使探讨的目光从不同的角度扫描治疗目的与治疗手段在不同状态下的区别和联系。如在时间维度和性质维度交集的状态下，可以分析当下实现不了的治疗目的是否一定为不合理？反之，可以追问，当下实现了的治疗目的，是否一定为合理的？在某种特殊条件下，不合理的治疗目的也可能暂时达到。同一维度内部也可以进行深入研究。在治疗目的的时间维度中，有些治疗目的能够在当前很快实现，有些只能在未来才能实现，远期治疗目的虽然对当前治疗目的来说，还是理想，还是未来，但未来可以导向现实，因此，远期治疗目的经过努力可以转化为现阶段的近期治疗目的。

肿瘤有手术、放疗、化疗、介入治疗、中医治疗和生物治疗等手段。手术和放疗属于局部治疗，能最大限度地去除肿瘤，在早期未全身转移时，手术和放疗有可能根治肿瘤；在晚期肿瘤压迫正常组织引起严重症状时，手术和放疗可解除症状、达到止痛等姑息治疗目的；但手术不能切除肉眼看不到的微小转移病灶，肿瘤会很快转移复发；化疗属全身治疗，能抑制全身转移的肿瘤生长，手术后应用可消灭体内残留肿瘤细胞，达到抗转移复发的目的；中晚期全身转移后应用，可达到全身治疗的目的；但化疗要求患者有较好的体能状态，化疗期间对正常组织的损伤，不仅有各种毒副反应，还使免疫系统处于抑制状态，体质下降。

（三）治疗手段的思考

1. 不可忽视的精神手段

治疗手段有着自己的独特的研究维度。从疗效维度，可以分为特效的、高效的、有效的、低效的和无效的治疗手段；从结构维度，可以分为精神的、物质的和制度的治疗手段。

精神性治疗手段如医学人文知识、关爱生命的情感、临床工作的经验、临床决策的意志等要素，物质性治疗手段如药物、手术、治疗器械等，制度性治疗手段如治疗方案、手术方法、治疗资源组织管理等要素。

美国医生特鲁多认为,医学治愈疾病只是有时情况,而更多的情况是帮助和安慰病人。帮助、安慰也是重要的治疗手段,尽管它们不都是生物学的,却是不可缺少的。偏执地把生物学治疗、且仅仅是追求"治愈",当成了实用医学的全部,这至少犯了两个严重的错误:一是把治疗手段错当成了治疗目的,治疗成了医学的治疗目的和全部;二是把生物学等的科学治疗手段无限拔高,而舍弃包括心理安慰、社会帮助等的其他许多同样具有呵护生命、促进健康作用的治疗手段和方法。

人们很容易将治疗手段局限在物质性治疗手段的范围内,忽视精神性治疗手段和制度性治疗手段的存在和作用。临床医生只有综合运用自己的知识、经验,在情感、意志的参与下,在管理治疗手段的支持下,才能顺利实施医疗实践过程。没有管理治疗手段的统筹安排和组织协调,治疗过程无法开展;没有医学人文精神的指导,没有果断的决策意志,治疗目的难以实现。治疗过程就是以主观治疗手段为驱动,管理治疗手段为中枢,客观治疗手段为依托的主观与客观协调一致的过程。

对于肿瘤的根治性治疗,应考虑对患者的机体和精神上的影响,尽可能保留患者器官。很多肿瘤中心已愈来愈少做乳腺癌根治术,直肠癌保肛术也日渐增多,头颈部毁容的手术也逐渐为小手术加放疗取代。在采取姑息治疗的同时,宜充分衡量治疗给病人带来的得失,科学评估大面积放疗和大剂量化疗给病人带来相反效果的程度。

2. 不可忽视的制约因素

治疗手段的发现、发明和创造有众多制约因素,其中,病因、发病机制和科学发明创造是三个关键因素。一般说来,病因清楚、发病机制明确,则治疗手段的研究和开发方向明确,在临床实践中往往具有较好的效果;病因不清,发病机制不明,则治疗手段的研究和开发无的放矢,在临床实践中往往处于摸索状态。

阿尔茨海默病(AD)可能的病因和发病机制目前存在多种假说:基因学

说、胆碱能假说、雌激素水平下降说、铝中毒学说、炎症学说、神经营养因子缺乏说等等,这就导致了目前对AD的治疗手段多样化,仅药物治疗手段就有胆碱酯酶抑制剂、激素类药物、影响自由基代谢的药物、钙离子拮抗剂、非甾体类抗炎药、神经营养因子类药物。其他治疗手段还有中医治疗、康复治疗等。诚如有学者指出的:AD病因和发病机制非常复杂,目前虽有多种假说,但没有任何一种能够完全解释AD的发病机制。同时由于AD发病机制的复杂性,导致AD的治疗手段虽然多样,但迄今为止没有任何一种手段单独使用能够有效治疗AD。[4]

现实的治疗目的提出来之后,就会运用和改造原有的治疗手段,以期实现治疗目的。当着原有的治疗目的实现之后,人们又会在实现原有治疗目的之治疗手段的基础上提出新的需要和治疗目的。新治疗目的又推动人们发明创造更新的治疗手段。

多马克发现的"百浪多息"(1939年多马克因此获得诺贝尔医学奖)使医学进入化学疗法的新时代;弗莱明发现的青霉素(1945年弗莱明因此获得诺贝尔医学奖)挽救了成千上万的生命;卡雷尔三线缝合技术和血管吻合法的成功(1912年卡雷尔因此获得诺贝尔医学奖),使得器官移植不只是奢望;科马克和亨斯菲尔德发明的电脑辅助X线断层摄影(1979年科马克和亨斯菲尔德因此获得诺贝尔医学奖),已经是临床最重要的医疗手段之一。

医学发展的历史就是:治疗手段—治疗目的—治疗手段,相互连接、相互推动、相互促进而不断发展的过程。一部医学发展史,就是这样循环往复以致无穷的递进发展史。

3. 不可忽视的不良作用

无论治疗手段如何进步,无论选择何种治疗手段,都必须理性评估其对患者可能带来的伤害。现代化的医疗手段即使没有对机体产生严重的不良作用,也会在医治疾病的同时借助或消耗机体自身的健康指数,甚至还会损害机体的健康能力,不同程度地会缩减人的自然寿命。对此,必须有清醒的认识并予以高度重视。

根据WHO(世界卫生组织)的调查数据显示：在人类健康长寿因素的影响中,现代的这些医疗手段对健康和长寿的贡献只占8%,而其余92%的分别是：父母生育遗传的因素占15%、气候因素占7%、社会因素占10%、保健(养生)占60%。这就是说一流的现代化医疗设备,一流的医疗水平,100%的努力,还有因针对疾病的对抗治疗而使机体所付出的如此巨大的健康能力作代价,可最后的结果却只有8%的成效或贡献之于健康和长寿。

二、多方面的关联

(一) 相互规定与制约

1. 相互规定

治疗目的规定治疗手段,治疗手段服从治疗目的。所谓治疗目的决定治疗手段,是指当某种治疗目的决定之后,要求按治疗目的选择或创造治疗手段,并服务于此治疗目的。治疗手段是作为实现治疗目的治疗手段,正是治疗目的使之成为治疗手段,具有治疗手段的性质；脱离一定治疗目的,不为一定治疗目的服务的治疗手段,是不具有生命力的、非现实的治疗手段。

治疗手段规定治疗目的,一定的治疗目的,要凭借一定的治疗手段来实现。治疗手段决定治疗目的的制定规格和实现程度。人们所确定的治疗目的计划,虽然有主观需要的成分,但它决不是主观想象的东西。一定的治疗手段,是一定治疗目的制定的前提,治疗目的总是建立在客观治疗手段所允许的范围内。确立治疗目的只是提出任务,选择治疗手段才能实现任务。在这个意义上说,治疗手段,特别是高效治疗手段的有无和选择决定着治疗目的的确立。

艾滋病的治疗目的直接受制于目前已有的治疗手段。目前没有直接杀灭艾滋病病毒的特异手段,所有具体治疗的总目标都是延长患者生命,提高生活质量。机会性感染和肿瘤的治疗,是为了降低因机会性感染而造成的死亡；机会性感染的预防性治疗,是为了防止机会性感染的出现；抗病毒治疗,是为了提高机体免疫力,从根本上防止机会性感染的出现；支持性治疗,如营养支持和免疫调节等,是为了帮助提高病人一般身体状况。

2. 相互制约

治疗目的与治疗手段相互制约。二者各以对方的存在作为自己存在的前提,双方共处于医学实践之中。治疗目的的实现,不是凭想象解决的。治疗目的的现实性依赖于治疗手段的现实性。没有治疗手段的发展和提高,就没有治疗目的的发展和提高。就是说,现有何种治疗手段或从现实的条件出发能创造出何种治疗手段,决定着人们确定治疗活动将达到何种治疗目的。如果有很高的治疗目的,而没有达到治疗目的的足够治疗手段,治疗目的再高也只是幻想。人们不能实现治疗目的的通常原因,是脱离了现有条件可提供的治疗手段主观地决定治疗目的,在这种情况下,就要仔细审查现有治疗手段的情况,适当调整追求的目标。

(二) 相互渗透与转化

1. 相互渗透

治疗目的与治疗手段的相互渗透表现在观念性的选择之中。任何治疗目的的确立,都包含着对治疗目的实现的预计,从具体的条件上说,主要就是以是否具备可以利用的治疗手段,至少是是否具备创造某种必要的治疗手段所需要的成熟条件为根据。因此,人们提出或设立某种具有现实意义的治疗目的,就包含了对获得现实的治疗手段的观念性选择或创造。正因为治疗目的中观念地包含了治疗手段的因素,所以人才能按照一定治疗目的自觉地选择或创造一定的治疗手段。

2. 相互转化

治疗目的和治疗手段的相互转化表现在实践性的创造之中。由于治疗目的和治疗手段相互渗透,所以它们能在一定条件下相互转化。这表现在多方面,比如,现实中治疗手段性因素的成熟和齐备,导致治疗目的的确立,这是治疗手段向治疗目的的转化;现阶段的治疗目的一旦实现,它就转化为实现长远治疗目的的治疗手段,而长远治疗目的虽然对当下来说,还是理想,还是未来,但未来可以向导现实,因此,长远治疗目的也可以转化为实现现阶段治疗目的的治疗手段。局部治疗目的与整体治疗目的的关系也是如此。局部治疗目的一旦实现可以作为实现整体治疗目的的治疗手段,同时整体治疗目的又可以对局部治疗目的的实现提供宏观支持,作为实现局部治疗目的的治疗手段。

三、多向量的选择

(一) 类别与过程

1. 区分类别

有些简单的治疗目的之实现,可能不需要区分多少步骤,不需要选择特殊的治疗手段就能达到;有些复杂的治疗目的之实现,可能需要经历许多个阶段,需要经过复杂的步骤、选择复杂的治疗手段才能达到;有些治疗目的在目前的条件下选择适当治疗手段可以部分或全部达到,有些治疗目的在目前的条件下无论选择什么治疗手段也无法达到。

2. 分析过程

有的治疗目的的实现是可区分若干阶段的过程。通常将治疗目的实现的过程中的某一阶段内,治疗目的某种程度的实现,称之为阶段性治疗目的。科学地区分这一过程的若干阶段,认识每一阶段的特殊性,分析不同阶段的阶段性治疗目的,处理好阶段性治疗目标和终极治疗目标的关系,对选择适宜的治疗手段是十分必要的。

可以这样认识和处理肿瘤治疗过程中阶段性治疗目标及其关系。第一阶段尽可能祛除肿瘤;第二阶段使患者体力各方面得到恢复,特别重视重建患者的免疫和骨髓功能;以后视情况再行强化治疗;治疗后同样还是需要不断提高患者的机体免疫状况。

阶段性治疗目的源自于最终治疗目的,符合最终治疗目的的内涵,是最终治疗目的的组成部分,是实现最终治疗目的的步骤性环节。各阶段治疗目的的整合效果等效于最终治疗目的。

治疗青光眼的目的,一般认为是"降低眼压"。这并没有说错,但实际上这只是阶段性治疗目标。尽管药物和手术治疗都是直接针对降低眼压的,但由于眼压不是导致功能损害的唯一危险因素,不同青光眼患者或同一青光眼患者的不同病程阶段,其视神经对眼压的耐受力也不同,所以,降低眼压只是保护视神经不受损害的首选最重要的手段,青光眼治疗的最终目的是为了保护视功能,推迟或阻止视功能特别是视野的继续损害。

(二) 比较与选择

1. 一种和多种

同一个治疗目的,可以有多个治疗手段;同一治疗手段,也可能适用多种治疗目的。特别是随着科学技术的日益发达,能达到同一治疗目的的治疗手段越来越多,这就有一个确定某种治疗手段或对多种治疗手段进行选择的问题。一般地说,能最准确、迅速地实现治疗目的而又最经济的治疗手段,是被优先选择的对象。但是,每项都要求达到"最佳"的水平是很困难的。相对的"较佳"水平才是现实可行的。

在很多情况下,综合治疗手段因具有明显的优势往往会收到较好的疗效。综合治疗手段符合生物—心理—社会医学模式的精神,摆脱了将治疗手段仅仅局限于生物医学手段的窠臼。"一些疾病多是社会、环境、心理和遗传等多因素共同作用的结果,并成为人类的主要死亡原因,如恶性肿瘤、心脑血管疾病、糖尿病等。用对单因素致病的疾病的传统研究方法已经无法满足目前的诊疗和预防。对此,需要在生物—心理—社会医学模式基础上,多学科协作实现临床疾病综合治疗,注入更多的人文关怀。"[5] 综合治疗手段不仅是一种治疗方式的变换,更是一种治疗理念的更新:它不是各种方法的简单叠加和无序随意组合,而应根据病人机体状况、疾病类型、侵犯范围、临床病理分期和预后,有计划、合理地应用现有各种治疗手段,以期较大幅度地提高治愈率,并尽可能改善病人生活质量。[6] 综合治疗手段整合了不同治疗方法的优势,整合相关科室的技术力量,提高了临床救治的能力水平和治愈率。

> 胃癌病人就诊往往较晚,以至诊断时疾病已处于晚期状态。胃癌病人的最重要的治疗方式是根治性手术切除,其重点是将并发症发生率和病死率降到最低。由于单纯手术治疗的局部、区域和全身的复发率较高,化疗和放疗已经成为这一肿瘤综合治疗的一部分。手术前和围手术期使用化疗、放疗最近已经获得多个临床试验的验证。虽然各地的标准治疗方案有所不同,但资料显示,多学科的综合治疗是胃癌病人改善结局的最好的模式。[7]

2. 积极和消极

同一个治疗手段往往不仅具有正面的积极效应,也具有一定的负面效应。仅仅有正面效应的治疗手段是罕见的。特别是实现复杂治疗目的的治疗手段更是如此。治疗主体只能从实现治疗目的出发,选择利大于弊的治疗手段,并在运用这种治疗手段时,尽量采取措施消弱该治疗手段可能发生的弊端,如果因为有某种负面效应而否认它的主要的治疗价值,并弃之不用,是一种片面性,反之,如果只看到治疗手段的积极价值而否认或忽视它的消极作用同样也是一种片面性。

3. 参照和选择

由于治疗目的和治疗手段的相互制约性,因此在现实生活中,确定治疗目的和治疗手段,总是相互参照地进行研究和选择,即从治疗目的的出发选择治疗手段,研究治疗手段是否具备;从现有治疗手段出发,研究追求的治疗目的是否能够达到。经过治疗目的和治疗手段之间的反复参照,最后才能找到合理的治疗目的和达到治疗目的的治疗手段,从而最终达到治疗目的和治疗手段的统一。

(三) 一致与背离

1. 坚持同一

一般说来,治疗目的与治疗手段具有一致性,治疗目的决定治疗手段,治疗手段为治疗目的服务,没有治疗目的的治疗手段是没有意义的。同时,治疗目的又不能脱离相应的治疗手段,一定的治疗目的总要通过一定的治疗手段才能实现。因此,坚持治疗目的与治疗手段的一致性,是医德行为选择的出发点和要求。在评价医务人员的行为是否符合医德要求时,不但要看其是否有正确的治疗目的,而且要看其是否选择了恰当的治疗手段,使正确的治疗目的能够得以实现。就治疗目的而言,绝大多数医务人员是希望把病人的病治好,使之早日康复的,这是一种符合道德要求的医学治疗目的。但是也不排除极少数医务人员在医疗实践中会产生不符合道德要求的非医学治疗目的。

2. 纠正背离

医学治疗手段与治疗目的背离主要表现为治疗手段选择不妥当。不该用的治疗手段用了,或者该用甲种治疗手段而用了乙种,或者治疗手段使用过度。出现这种情况有着复杂的原因。有的是因为病情变化迅速,短时间内难以诊断;有的是因为临床经验和诊断水平的局限,有的是因为临床思维方式的因素,有的是顺应患者对检查的主动要求,有的是担心医患纠纷,为举证倒置而为之。治疗手段与目的背离不仅治疗效果不理想,甚至导致医疗偏差和事故。

医学治疗手段与治疗目的的严重背离主要表现为治疗手段完全背离治

疗目的,出于个人私利,为了获得不道德的经济收入而动用不必要的治疗手段。可用一般检查完成的项目弃之不用而刻意安排费用高昂的检查,可用一般药物治疗弃之不用而刻意用价格高贵或者有回扣的药品,可以保守治疗而放弃保守治疗却安排手术治疗,可用价格低廉安全有效的国产医疗器材却弃之不用而推荐甚至指定昂贵的进口器材以图丰厚的回报等等,均属于医学治疗手段与治疗目的的严重背离。医学治疗手段与治疗目的严重背离直接损害患者的利益,损伤患者的健康,是恶化医患关系、导致医疗差错和医疗事故的重要诱因或原因。

3. 追求合理

符合患者最大利益的治疗目的,是合理的治疗目的。具有如下特征治疗手段是合理的治疗手段:第一,合目的性,符合并能够使合理治疗目的实现。第二,低伤害性,无伤害至少伤害小,副作用低。第三,可承受性。经济支出超过一般人承受限度的治疗手段,其使用价值和适用范围也会受到限制。

在追求合理的治疗目的的时候,要注意其复杂性的方面。合理的治疗目的,并非都是现实的。因为即使是合理的治疗目的,也要经过实践才能实现,变为现实。在头脑中是合理的治疗目的,并不等于现实。如人们的治疗目的有当下的、近期的、远期的几种情况。有些是能够在当下很快实现,有些只能在未来才能实现。但不能在当下实现的治疗目的,并不就是不合理的,反之,就是在当下实现了,却未必就是合理的。在某种特殊条件下,不合理的治疗目的也可能暂时达到。

注释:

[1] 林伟:《关于哲学目的—手段范畴的探讨》,《马克思主义与现实》(双月刊),2005年第5期,第153页
[2] 聂凤峻:《论目的与手段的相互关系》,《文史哲》,1998年第6期,第75页
[3] 钟克钊:《论目的与手段》,《江海学刊》,1996年第5期,第108页
[4] 武美娜等:《阿尔茨海默病发病机制及治疗手段多样性研究》,《医学与哲学》(临床决策论坛版),2007年3月第28卷第3期,第38页
[5] 王家祥,郭立华:《临床疾病多学科协作综合治疗的思考》,《医学与哲学》(人文社会医学版),2009年7月第30卷第7期,第8页
[6] 陈绍勤,高骥:《现代医学模式下的肿瘤综合治疗》,《医学与哲学》(临床决策论坛版),2008年1月第29卷第1期,第2页
[7] 詹文华:《胃癌多学科综合治疗模式》,《中国实用外科杂志》,2009年9月第29卷第9期,第722页

选择智慧
——治疗决策

决策就是一种选择。治疗决策是为了达到一定的治疗目标，从两个以上的可行治疗方案中选择一个最优治疗方案的分析判断过程。治疗决策属于非程序化决策，这种决策是复杂的、独特的，有大量的随机因素，而且严格说来是无先例可循的，它主要依靠决策者的智慧——经验、学识和创造力。

一、治疗决策中的一般问题

由于病人个体差异的绝对性质，治疗决策总是因人而异、因病而异。但这并不是说治疗决策没有共性的一般的规律可循。

（一）深究决策依据

决策的失误是根本的失误。治疗决策事关生命安全，不可不慎。最大的谨慎是对依据的深究：治疗决策的依据是什么？是主观意见？是个人经验？是否经得起检验？在循证医学发展的今天，医疗决策如果依旧停留在经验决策的水平上，是跟不上时代发展的。

（二）明确治疗目标

治疗目标是指治疗的目的。治疗目标是建立在对病人内部条件和治疗的环境充分考虑的基础上的，因此具有一定的客观性。明确治疗目标的意义在于，要根据治疗方案与治疗目标的贴近度，从治疗方案是否能够满足目标的要求决定治疗方案的取舍。只有能够较好地实现既定目标的治疗方案才是可行的，不利于目标实现的治疗方案应在首先淘汰之列。

（三）坚持疗效优化

疗效优化是指治疗效果而言的，既包括抑制或治愈疾病的各种近期效果，诸如控制感染、修补创伤、消除肿瘤、纠正休克、调整代谢、器官再造、避免复发等等；还包括远期后果，诸如延长生命和保留功能、防止感染、增进社会效益等多个方面。因此，最佳治疗方案的高效性，不只是对一项指征的考虑，而是对医疗效果的全面、综合、长期的考察。

（四）强调安全第一

临床治疗的对象是人，而医疗差错和事故所造成的不良后果常常是不可挽回的，所以必须强调安全性。由于疾病及其演变的复杂性，医学发展水平和医生个人知识的局限性，治疗手段特别是药物的二重性以及医疗器械、仪器性能的不稳定性，就使治疗包含着不安全的因素。在制定治疗方案时，对这些因素应用充分估计，并采取一定措施或安排一定条件，加以防止或避免。同时，防止医源性疾病，也是制定医疗方案时必须十分重视的问题。治疗方案中的安全性，是指在争取治疗高效前提下的安全保证，不是消极地为安全而安全。迟疑坐困，贻误时机，也会给病人带来不良后果，对安全性要素也必须辩证地看，例如，外科医生在考虑术式的时候，一方面要敢于扩大手术范围争取根治病变，另一方面又要掌握手术的限度以保留生理功能，特别要注意病人的生命安全。

(五) 注意条件约束

制定治疗方案必须在约束性因素的限制下进行,要考虑到各方面条件的约束,包括疾病的性质、程度,病人机体的一般状况、心理状况、家庭状况,治疗水平和护理技术水平等等。对约束条件分析不足,会导致治疗方案的低效甚至失败。

(六) 注重时效原则

疾病的发展,是一个不断转化的动态过程,在治疗中能否适时地把握时机,常常是成败的关键。有些疾患,虽然不像危急病种那样急迫,但治疗措施也有严格的时间要求,一般说来,病变在早期治疗常事半功倍。所以早期诊断、早期防治、迅速处理病人是时效原则的主要要求。但及时不等于一味求快,如需进一步明确诊断,或应做必要的准备,或者情况与病程发展的特殊要求,在采用一定治疗措施时,还需待机而行。在治疗中,要防止求稳等待以致坐失良机贻误病人,但也要注意避免发生欲速则不达的情况。

(七) 突出救治重点

抢救急重病人的决策,是治疗决策中最困难、最有特点的决策,它集中表现了一个医生的知识水平和思维能力。因为急重病的特点是起病急、病情重、进展快、变化多,这就要求医生必须在很短的时间里,能对病人的诊断和治疗作出决策,及时抢救,否则病情会进一步恶化,甚至危及病人生命。然而,危重病人就诊时多已失去自诉能力,难以提供足够的病史资料,加上此时对病人又不允许作过多的细致检查,从而影响了医生对病情的充分认识和对其发展变化的准确估计。在治疗中,由于病症常波及多个脏器和系统,甚至出现多系统功能衰竭,易发生顾此失彼的矛盾。尤其是危重病情往往表现复杂,易于混淆本质,使决策失误。鉴于急重病例的以上特点,治疗决策中要强调突出抓住病情的主要特点和决定全局的关键,分清先后缓急,处理好标本的关系。同时注意按照病程发展过程中不同阶段的演变,作出恰当的对策。

(八) 减损方案危害

通过对治疗方案可能带来的危害性进行分析,即分析研究实施治疗方案后可能给病人造成的危害。一方面要考虑哪一个治疗方案能够在同样的约束条件下,以最低代价、最短时间实现既定治疗目标,给病人带来更大效益;另一方面要考虑每一个治疗方案可能给病人带来的不良后果,以及实施该治疗方案所承受的风险大小。治疗决策不能仅仅考虑好的后果,而且要考虑不良后果。只有在权衡得失之后才能正确地判定该治疗方案的优劣。

要想有效地分析治疗方案的危害性,就应当培养自己对于可能发生的问题或差错的敏感性和觉察力。对于治疗方案做预后分析要求临床医生在思维模拟和追寻治疗方案实施的进程,并就其中的每一个环节提出问题和作出回答。这些问题依次为:1. 可能会出现什么问题?仔细地研究各种可能出差错的因素或场合,就容易预先找到可能发生的问题。类似以下情况容易出差错:试行一项新的、复杂或不熟悉的治疗方案;限期紧迫;事情涉及多方面或多部门;责任不明确等等。2. 每个问题具体是什么?对问题的性质、内容、边界等尽可能作出准确的测定和分析。3. 每个问题可能的危害程度?如果能了解其严重程度则更有利于制定预防对策。4. 问题的可能原因是什么?临床医生运用自己的预见力和判断力去努力抓住可能导致问题的原因。5. 是否存在着一种或多种办法能够消除产生问题的原因,或将其影响或危害减至最低限度?

(九) 分析失悔程度

分析治疗方案的不良后果,除了应考虑它可能造成的问题或差错外,还可以分析它的失悔度和机会损失。所谓失悔度,就是实施某一治疗方案可能出现的最坏结果给临床医生带来的失悔程度。机会损失是指实施某一治疗方案使病人可能丧失的其他治疗机会。

(十) 了解敏感阈值

所谓了解治疗方案的域值,即从分析治疗方案敏感度大小的角度,考虑一旦实施这项治疗方案后,是否能够适应意外事件的干扰。选择治疗方案应有一定的弹性以加强适应性、灵活性。所谓敏感阈值分析,即考察和确定治疗方案的实施过程中遇到意外或反常情况时所承受的震荡程度。临床医生应当注意这项治疗方案在什么情况下可能失效,在什么情况下还能予以调节。有的治疗方案敏感度较低,即使情况发生较大变化,影响强烈,也不会从根本上影响它的实施进程,无需变换决策,或只需稍作调整即可适应。有的治疗方案敏感度较高,情况稍有变化就易失效,需要变换决策或追踪决策。如果能够把握治疗方案的敏感度,可以在实施该治疗方案前作好修正治疗方案的准备。

二、治疗决策的基本原则

尽管临床治疗决策非常复杂,但是,总有一些被实践证明的原则可作为临床决策的指导。诊断确定之后,可供选择的治疗方案很多,如何根据具体病人的情况进行具体分析,创造性地制定出具有特色和针对性的治疗方案,使治疗效果达到最佳?从认识论和决策论的角度来看,应注意以下原则。

(一) 整体联系的目标治疗原则

人体是一个相互联系、制约的整体,是一个有机系统,各个组织、器官及其功能总是处于相互联系和运动之中,任何治疗手段的实施,都是对这个系统一种人为的"干扰"。如何使这种干扰产生最佳效应,在治疗决策时必须从整体着眼兼顾各种联系,治疗目标导向要全面把握好局部治疗和全身治疗,对因治疗和对症治疗,对抗治疗和调动治疗的关系。

既然人是一个完整的统一体,我们就应该从它的全部总和,从统一的整体机能的恢复着眼考虑治疗决策,增强机体的抗病能力,使机体内已经失调或遭到破坏的联系重新建立、协调起来。在疾病发生过程中,全身与局部是紧密联系的,所以在治疗疾病的过程中,要正确把握和处理整体与局部的关系,拟订综合的治疗方案。

(二) 心身统一的综合治疗原则

在临床医学中,传统治疗疾病主要依靠药物和手术,这对于战胜疾病、保护健康起着决定性的作用。但是,随着生物医学模式向生物—心理—社会医学模式的转变,单一依靠药物、手术的手段来改变病人的生物状态已经不够了,必须辅之以心理、社会手段进行治疗。

人是一个生理与心理统一的整体,躯体损害与精神损害往往重叠发生,有的可能以躯体症状为主,有的可能以精神症状为主,和精神因素无关的所谓纯粹的器质性疾病,实际上是不存在的。心理治疗就是根据心理因素对疾病影响的原理,帮助病人正确运用心理因素的积极作用来战胜疾病。近代以来的医学研究发现,不仅大多数神经官能症和一部分精神病和心理因素存在密切关系,许多躯体疾病的发病,也和精神因素有关。例如支气管哮喘的发作,特别是在心情焦虑和困扰时,常产生发作。

人类生存离不开社会环境,但是社会环境的许多因素,又给人类的健康造成损害,引起疾病,特别是随着疾病谱的变化,心血管疾病、脑血管疾病、恶性肿瘤等成为威胁人类健康的主要疾病,在酿成这些疾病的各种因素中,社会因素(包括社会环境、生活方式等)占60%。因此,防治这些疾病就必须同时应用社会治疗措施。

作为一个现代医学所要求的临床医生,不能把病人看作一台任意装卸的"机器",不能"只见树木,不见森林",应该树立系统性观念,坚持心身统一的原则,对病人实行综合治疗,使躯体治疗和精神治疗有机地结合起来,互相促进,提高疗效,以达到治愈疾病的目的。

(三) 个体化治疗原则

任何事物都是普遍性与特殊性、共性与个性的对立统一,既没有离开个性而独立存在的共性,也没有不包含共性的个性。临床诊断一旦确立,根据临床医学理论,便有相应的治疗原则及方案。但是,同一诊断的不同病人,由于个人机体状态不同,发病的空间时间不一,致病因子的强弱以及侵入机体的途径各异。因此,具体病情就不可能完全一致,而要治愈疾病,在制定治疗决策时就必须坚持根据不同病人病情的个体化原则。

医生对病人具体情况的具体分析是认识疾病的基础。个体化原则,必须考虑病人的个体差异,尤其要注意不同年龄、性别病人的生理功能特点,在治疗时加以区别对待。

治疗的个人具体化原则,也必须考虑到不同个体可能存在和主病相关的其他病与并发症、病人所处的具体环境、空间和时间等问题。是否出现并发症或同一疾病在不同的地区,不同气候条件下,其治疗方法不完全一样。

(四) 治疗决策的效益原则

临床治疗的目的为解除病人的痛苦和康复,人们总是以最小的代价换取最大的效益。因此,临床治疗决策不光涉及事实认识,而且与价值认识有密切的关系。在治疗方案的选择上,医生与病人的看法一般是一致的,但有时也会发生价值判断的冲突。

医生在进行治疗决策的时候,应从对病人整体效益诸方面考虑利弊,不可单凭"有效"的原则进行治疗,尤其是任何药物均有一定性质和频率的副作用,一般用药时需从病情危重程度、用药指征强度、预期显现药效的可信度以及在特定的情况下可能发生的危害性副作用等方面权衡用药利弊。一般对危重病症、急需解除威胁生命病象的病人,需用药性强、可预计较快出现效应的药物,即使有可能发生轻中度副作用,可采取保护措施者,亦应果断使用,以能"雪中送炭";对病情业已稳定,用防治性或促使康复的药物,已属"锦上添花",需慎重考虑,尽可能挑选无毒性、不出现过敏反应、且可出现预期药效的药物。此外,对于一些有效的治疗要在保证生命安全的前提下进行。

病人患严重心脏病,外科医生应该向他介绍三种可能选择:旁路手术、继续进行药物治疗不作手术、不作任何治疗,同时需要向病人说明每一种选择的可能效果。但在任何条件下,个人的价值判断必须符合国家的法规,如对社会人群有严重危害的传染病(例如梅毒或其他性病)一经发现,不管病人是否愿意,都要进行强制性治疗。

在临床决策中,会出现医生与病人的价值冲突。当医生的价值判断和病人的价值判断发生矛盾时,应充分尊重病人的选择。作为医生,他的职责是在治疗决策之前,对各种治疗方案的内容、代价、后果对病人进行说明,指导病人进行选择。对病人具有严重消极后果的决定尤为如此。

三、最优化治疗方案

最优化的治疗方案是针对病人和病情的具体情况制定的个体化方案。评估个体化治疗方案的标准除了疗效好、安全性高和针对性强之外,还应该包括体现患者心理差异、社会差异等人文特征的内容;包括体现个体病患生物学特性、个体病程病期、个体最佳疗效、个体适度治疗等科学特征的因素。

(一) 个体化治疗方案的人文特征

患者的个体差异不仅体现在生理、病理方面,还体现在心理、社会方面。不同的患者经济地位不同,所面临的社会问题不同,认识和解决这些问题的方式和能力也不同。最优治疗方案是符合科学的,如追求最佳疗效,注重医疗安全;最优治疗方案归根到底是符合人文的,如体现人文性,远离趋利性。

吴咸中院士说:一个合乎科学要求与病人利益的决策,体现了医生对病人的关爱与责任,体现了优良的医疗技术和高尚医德的统一。[1]带有商业趋利色彩的治疗方案是远离人文的,即使是有效和安全的,也不是最优治疗方案。

最优治疗方案是根据特定患者的病情需要而不是受利益驱动选择诊疗技术。"X光平片能解决的诊断,你为病人做了CT或核磁共振,虽然用了先进的技术,但它不是最好的服务。相反,是一种糟糕的服务。"[2]对于特定的患者而言,可检查可不检查的项目,可用可不用的药物,可做可不做的手术,靠什么决定取舍?以趋利性决定取舍的方案和最佳治疗方案南辕北辙。

不关注患者的生命质量的治疗方案是远离人文的,即使是具有近期疗效,也不是最优治疗方案。

钟南山院士指出:"当前一些医生在制定治疗方案时,只考虑近期疗效而不大关注远期疗效,只考虑对病变的消除而不关注病人整体素质的损伤,只考虑解除眼前的病痛而不关注病人的生命质量。"[3]最优治疗方案必定将特定患者的远期疗效和生命质量纳入治疗方案的考虑之中。

不顾及患者的伦理、社会、经济问题的治疗方案是远离人文的,即使在技术上是可行的,也不是最优治疗方案。只考虑方案技术可行性,但与社会伦理不相容;治疗方案采用的技术先进,疗效也可以,但特定病人的经济情况不能承受,也不是一个好的治疗方案。[4]

(二) 个体化治疗方案的科学特征

个体化治疗方案是实施最佳诊疗决策的落脚点,对个体差异因素的针对性是个体化治疗方案的科学特征。

1. 个体病患生物学特性的差异

个体病患的生物学特性差异是制定个体化治疗方案的物质基础。

肿瘤细胞具有不均一性,肿瘤具有异质性。这种异质性包括空间异质性、时间异质性、解剖异质性、基因异质性及功能异质性等。如基因异质性的发现是近年来肿瘤分子病理学上的一大进步,同样病理类型的肿瘤,表皮生长因子受体是否过度表达,O_6-甲基鸟嘌呤-DNA 甲基转移酶阳性还是阴性等,导致病人对治疗的反应和临床预后存在很大差异。肿瘤病期早晚不一、生物学行为各异,机体对药物及各种治疗的反应各有不同,这些都决定了对肿瘤的治疗方案势必要向个体化发展,即采用新的检测和诊断技术,了解每一病人的个体化信息,采取更有针对性的治疗。

2. 个体病程病期的差异

疾病的不同分期是制定个体化治疗方案的重要参数。真正意义上的个体化治疗方案要求对每一位患者量体裁衣,针对特定患者不同的病程病期。

肺癌分期是普遍认为最重要的临床预后和治疗预测因子,依据分期制定肺癌的治疗策略是个体化治疗的基本标准。在肺癌分期基础之上,高危及不良因素的评价更有助于治疗方案的选择。同一分期的患者必须注意治疗过程和病理检查结果,如,早期完全切除的ⅠA期NSCLC,如为高危患者(低分化癌、侵犯血管、楔形切除术、肿瘤靠近边缘),则需常规化疗;反之,无需常规辅助化疗。

3. 个体最佳疗效的差异

无论是药物治疗、手术治疗还是心理治疗,追求最佳疗效的过程就是走向治疗方案个体化的过程。

药物疗效个体差异明显,总有效率难以确定,临床上可见同种疾病的患者对相同的药物可以产生不同的反应:有人表现出高度敏感性;或产生不良反应;有的却表现为耐受性。年龄、体重、疾病状态、遗传因素、饮食及合并用药等个体差异因素,影响药物的体内过程,以致相同给药方案产生的血药浓度各异,通过常规监测血药浓度,使病人的血药浓度处于最低有效浓度与最低中毒浓度范围内,这样既能最大限度地发挥药物的治疗作用,又能最大限度地避免或减少毒副作用。

从本质上看,生命演化过程中基因的趋异进化和遗传多态性是导致许多药物治疗中药效和不良反应个体差异的根本原因。药物基因组学利用已知的基因组学理论,研究遗传因素对药物反应的影响,或者说是以药物效应和安全性为主要目标,研究药物动力学和药效学差异的基因特征,以及基因变异所致的不同个体对药物的不同反应,为个体化合理用药和新药研发与评价提供强有力的科学依据。

4. 个体适度治疗的差异

个体适度治疗的差异是适度治疗还是过度治疗,是衡量是否最佳治疗方案的重要指标。一般认为,过度治疗是指对某种疾病的治疗采用了多余的、无效的、甚至有害的治疗方法和手段,如扩大手术指征和手术范围、放宽放疗和化疗的标准、盲目地采用生物治疗等;对病人的诊断和治疗超越了该病人体力和财力的可支持度,虽然这种诊断和治疗符合学术界的公认要求,也应视为过度医疗。问题在于,"多余的"、"无效的"、"体力和财力的可支持度"等等,都是个体差异显著的量度,对甲患者是多余的、无效的,对乙患者可能就是必要的、有效的;甲患者和乙患者在体力和财力的可支持度上,也许也是有差异的。一例肝癌晚期患者,身体状态差,经济承受力有限,治疗方案的关键是提高生活质量。为使肿瘤缩小进行的介入治疗对于这一例患者可能是多余的、无效的;而另一例肝癌早期患者,整体状态和经济承受能力尚好,行介入治疗可视为适度治疗。

虽然我们不能说符合个体患者需要的治疗就是适度治疗,但适度治疗的量度中,应该有个体差异的标准。

注释:

[1] 吴咸中:《做好基础工作,不断提高临床决策水平》,《医学与哲学》,2005年第26卷第12期,第5页
[2] 韩启德:《为病人提供最好的诊疗服务》,《医学与哲学》,2005年第26卷第10期,第6页
[3] 钟南山:《重视临床决策,提高临床医学水平》,《医学与哲学》,2005年第26卷第10期,第7~8页
[4] 钟南山:《重视临床决策,提高临床医学水平》,《医学与哲学》,2005年第26卷第10期,第7~8页

无影灯下
——治疗三题

  抗病的自愈能力帮助人类在医学产生之前和童年时期度过了几百万年的历史，是生命体不断进化获得的弥足珍贵的能力。临床医生在实施必要的治愈过程中，对自愈能力应有足够的认同、足够的保护和足够的利用。

  药物（或手术）、致病因子与人体三者之间存在着复杂的相互关联。运用得当，治疗手段是治病的良方；运用失当，治疗手段是致病的凶顽。治病和致病的天壤之别，取决于临床医生对药物（或手术）、致病因子与人体三者之间复杂关联的把握。

  希望彻底战胜疾病是人类过度自信的最典型的表现。无论医学怎样进步，医学永远摆脱不了面临不治之症的苦恼。比较明智的选择是，医学在不治和可治的空间里都发挥自己最大的价值：促进不治向可治转化，防止可治向不治转化。

一、治愈与自愈

（一）强大的自愈能力

人类在进化过程中逐步形成和获得一定的抗病能力，包括对环境的适应能力、对病原体的免疫能力、损伤的代偿修复能力、自动控调能力等等。人类靠机体的自愈能力度过了二三百万年缺乏医药有效保护的历史。这种抗病的自愈能力是在进化过程中逐步形成并通过获得性遗传固定下来的。

抗病的自愈能力主要表现在：皮肤、粘膜的屏障作用；口腔唾液中溶酶菌的溶解作用；扁桃体淋巴细胞的吞噬作用；呼吸道纤毛、粘膜对灰尘、异物的排斥和吸附作用；血脑屏障、血胎屏障的防御作用；肝脏的解毒作用；肾脏的排泄作用；白细胞、巨噬细胞的吞噬作用；免疫系统对入侵病原的中和、沉淀、凝集、溶解作用；机体对损伤的代偿修复作用等等。所有这些因素，共同组成一条防病抗病的阵线，形成机体的自愈能力。

因此，有些疾病可以不治自愈；有些疾病虽然不能痊愈，但依靠机体的自愈能力可维持生命达数年以至几十年之久。大量的慢性病患者，与其说是靠药物来控制病情，倒不如说是依赖机体的代偿、修复能力而维持生命的。临床上有许多病，只要认真护理，不发生严重的合并症，大多是能自愈的。即使是在临床治疗效果明显的情况下，治愈与自愈也是相伴而行的。任何有效的治疗，终归还得依靠人体本身的自愈能力包括免疫、防御、代偿、修复等机能。

（二）治愈是不可忽视的

人体本身虽然有一定的自愈能力，但自愈能力并不能战胜所有疾病，许多疾病特别是对人的生命威胁最大的急病、重病，单靠自身的抗病能力是难以治愈的，必须借助有效药物或手术等其他医疗手段才能治愈，在许多情况下，恰当的治疗对病人的痊愈起着巨大的甚至是决定性的作用。有些病虽然危险不大，可以自愈，如能配合恰当的治疗，即可缩短病程，减轻病情，促使病人强劲动力。因此，治愈是不可忽视的，这也是医学所以能够不断发展的客观依据。

（三）重视自愈能力的保护

治愈和自愈是在与疾病斗争的过程中表现出来的两个既对立又统一的

方面。它们是相辅相成的。把两者绝对地对立起来,割裂开来,由一个极端走到另一个极端是错误的。

目前值得注意的是,一些临床工作者过分强调治疗作用,忽视人体的自愈能力。他们只重视药物、手术等医疗手段的作用,而轻视运动、饮食、心理、环境等因素的治疗作用。在科研方面,只重视药物治疗、治疗手段、治疗器械的研究,而对增强机体自愈能力方面的课题都很少有人研究。

1982年3月下旬,国际自然医学大会在日内瓦举行。自然医学就是旨在增强机体自愈能力的科学,即利用日常生活中必须的物质和方法,如食物、空气、水、阳光、体育、睡眠、休息以及有利于健康的精神因素,来保持和恢复健康的科学。许多医学家致力于自然医学的研究和实践,并取得了不少积极的成果。

人体固有抵抗各种疾病的自愈能力,只要不滥用化学物质、动物脂肪侵袭它,而用天然植物中存在的大量丰富的营养来滋补它,人体的这种自愈能力就能充分发挥。

二、治病与致病

(一) 人体、药物和致病因子

1. 三角关系

药物是人类防治疾病的一种重要武器。它作为一种外因与人的机体相互作用,或导致生理生化(内因)的改变,或抑制病原体,协助人体的自身抗病能力(内因)消灭病原体,而达到防病治病的目的。在药物、病原体或致病因素与有机体三者之间存在着复杂的相互联系:三者之间相互关联、相互制约,构成了人体与药物、药物与致病因子、致病因素与人体之间的矛盾,它们既对立又统一,彼此联系,相互制约。药物可以杀死病原体,或者抑制病原体生长,但在一定条件下某些病原体如病菌又可以产生对药物的抗药性;药物对有机体既有治病的有利作用,又有损伤机体的有害作用;病原体对有机体有损害作用,但同时又有一种激活免疫功能的刺激作用。

在人体、药物、致病因子三者之间的关系中,一方面对细菌产生了抑制和杀灭效应,另一方面也为细菌产生抗药性提供了条件。某些细菌通过基因变异,获得了对抗生素的抵抗力,得以免受抗生素的攻击。它们不仅自身能够快速繁殖,而且能把这种抵抗力直接提供给其他细菌,使其危害性进一步扩大。临床上对抗生素的误用和滥用更促成了抗药性的频频发生,如今,每一种致病菌都有几种变体,能至少对一种抗生素产生抗药性。近年来,某些传染病有死灰复燃的趋向,这不能不引起人们的足够重视。临床医生在施用药物时,要做到使药物既能杀死病原体,或抑制其生长,同时又不使病人的机体受到损害,或将其损害限制在最小范围,还要关注病菌可能产生的抗药性问题,这就要求临床医生掌握药物治疗的基本原则,充分认识药物的二重性,结合临床的实际情况,认真进行全面的分析研究,合理使用药物。

2. 两重属性

任何事物都具有两重性。药物应用于人体后,可以出现有利于防治疾病的作用,也可以出现不利于人体健康的作用。凡有利于防治疾病以及在医疗卫生上具有一定应用价值的药物作用,统称防治作用;凡不利于防治疾病,甚至对人体健康有害的作用统称为不良反应,包括药源性疾病、副作用、毒性反应、过敏反应与继发反应。世界卫生组织对药物不良反应的定义是:"为了预防、诊断、治疗人的疾病,改善人的生理机能而给以正常剂量的药品所出现的任何有害的、不受欢迎的反应。"但是在文献中,特别是在国内的药物学文献中,人们常常有意无意地把用药过量所产生的毒副作用也囊括其中。因此,应该一分为二地看待药物,既要看到药物对人体有利的一面,又要看到药物对人体不利的一面。例如,抗生素应用于临床是医学史上一个有划时代意义的革命,显著地提高了治疗许多感染性疾病治疗的疗效。因此,有人将之视为现代医学的一张王牌。但由于过分强调其有效的一面,而忽视其有害的一面以致造成抗生素的滥用,引起不良反应,甚至造成死亡事故。其实抗生素也具有两重性。抗生素不仅对细菌有不同作用,能够影响细菌的代谢过程,从而危害细菌的生存,而且对人体细胞的代谢过程也有着不同程度的影响。

青霉素对大多数球菌及革兰氏阳性杆菌所致的疾病如慢性骨髓炎、脑膜炎、疖痈、肺炎等疾病疗效较好,是治疗这些疾病的首选药物。但大剂量青霉素会导致过敏反应,严重者还会出现过敏性休克,以致死亡。

不仅抗生素具有两重性,其他药物也是如此,都具有两重性。深刻理解药物两重性,促进合理用药和安全用药,是杜绝医疗事故、提高医疗质量的重要保证。

3. 相互转化

药物防治作用与不良反应的区别与对立是相对的。两者之间没有明显界线,在一定条件下,可以相互转化。药物应用得当,就可以起到治疗作用,毒药可以成为良药;应用不当,药物就会起不良反应,可以引起中毒。

人参、鹿茸等高级补药对人体并不是在任何情况下都是有益无害的。中医认为,人参长于补虚,只宜于虚症。身体健康的人滥服人参不但会引起副作用,甚至会中毒,英国曾报告"人参滥用综合征"的病例,其临床表现为兴奋、慢性失眠、神经过敏、高血压、皮疹、水肿、欣快感或忧郁、低血压、食欲减退、闭经等症。这就是正常人长期服用人参所引起的恶果。

毒物如果使用得当也可以转化成为良药。如蛇毒注入人体一定量即可致人于死地,但只要我们认清蛇毒的性质,使用恰当,亦可变为良药。如利用蛇神经毒素的镇痛、镇静等治疗作用对小儿麻痹后遗症、风湿性关节炎、神经衰弱等病都可取得良好的疗效。了解和掌握药物防治作用与不良反应、药与毒的相互转化规律,有着十分重要的临床意义。

药物的防治作用和不良反应常常依病情的不同而转化。

氯丙嗪具有阻断 α 受体的作用,使体外周血管扩张,血压下降,可能导致体位性低血压,这是用药应注意的一个副作用;而对休克的微血管痉挛,可以利用其血管的舒张作用,改善微循环以利于休克的恢复。这就是有害的副作用在一定条件下转化为治疗作用。强心贰用于心脏扩大的慢性心功能不全患者,能使已扩大的心脏缩小,已加快的心率减慢,因而在增强心肌收缩力的同时,不增加甚至减少心肌耗氧量,因此,具有治疗作用。然而,假若病人心脏尚未明显扩大时,则强心贰反而会增加心肌耗氧量,诱发心力衰竭。这里的治疗作用或副作用是依心脏是否扩大这个不同病情的条件而转化的。

药物的治疗作用和不良反应相互转化的另一个重要条件是药物的剂量。一定的剂量可以产生预防或治疗作用,低于此剂量就没有这样的作用,超过此剂量就可能产生不良反应。因此,药物剂量的大小,不仅能影响药物作用的强弱,同时也会改变防治作用的性质。

口服苯妥英钠,当血药浓度为 10～20μg/ml 产生抗惊厥作用和抗心率失常作用;血药浓度增至 20～30μg/ml 则出现眼球震颤;血药浓度为 30～40μg/ml 时,出现运动失调;血药浓度超过 40μg/ml 时,可致精神失常。

另一种情况是,药物用量超过一定限度,产生中毒反应。

使用一定剂量的胰岛素可以治疗糖尿病,但若用量过大可导致低血糖,甚至休克,治疗作用则转化为损害作用。又如中药桃仁含有氢氰酸,用 6～9 克左右有止咳作用,但在 30 克以上长期服用,会引起中毒。因为氢氰酸量大能麻痹延髓呼吸中枢,其他如朱砂、蟾酥、砒霜等有毒药物一样,在规定剂量下有治疗效果,超量则引起中毒反应。

某些药物的给药时间的不同,也会成为这种转化的条件。

总之,药物的两重性,主要表现为治疗作用和不良反应。哪一方面占支配地位,取决于治疗过程中的种种条件。

(二)适用范围和使用禁区

1. 适应症与禁忌症的绝对性

任何药物都有自己的适应范围和使用禁区。在适用的范围之内,药物能较大地发挥其防治作用,不良反应较小;在使用禁区,药物会带来严重的不良反应,造成各种伤害甚至危及生命。

药物的适应症和禁忌症有其病理、生理和药理机制为依据,有可靠的药学试验和临床经验所佐证,从而具有客观性、绝对性。承认这一点是唯物主义的基本态度,是科学用药的基本前提。

2. 适应症和禁忌症的相对性

药物的适应症和禁忌症不是亘古不变的,而是因时而异、因人而异、因病而异、因量而异,这就是药物适应症和禁忌症的相对性。其主要原因在于:

第一,对药物适应症和禁忌症的认识发生了变化。

药物的适应症和禁忌症随着人们对药物认识的加深和临床观察的积累发生变化:一方面,原先的适应症变成了现在的禁忌症。在临床实践中,某些新药，由于临床经验不足，对其毒副作用不甚了解时即用于临床，造成严重的后果后才对其适应症有了新的认识。

反应停的分子量小于1 000，易透过胎盘屏障而影响胎儿的发育。作为新药，当时并没有清楚的认识。直到导致近万名胎儿畸形，反应停的毒副作用才被医学界认识清楚，并立刻定为妊娠早期的禁用药。原先的适应症变成了禁忌症。反应停至今仍用于预防和缓解麻风反应症状，与抗麻风药物合用以减少或减轻反应程度。

另一方面，原先的禁忌症现在放宽了其使用范围。过去，重度房室传导阻滞列为补钾的禁忌症，以免避免出现心率进一步减慢甚至心跳骤停。但几年来的理论和实践表明，钾是维持细胞代谢和心肌收缩所必需的。故缺钾性Ⅲ度房室传导阻滞补钾可使症状消除。原先的禁忌症变为适应症。

第二，具体问题需要具体分析。

药物在治疗疾病的过程中包含着许多矛盾，这些矛盾既有共性，又有个性。只有对具体病情和患者的具体个性进行具体分析，才能掌握好药物的适应症和禁忌症。

治疗活动性肺结核，常采用利福平和异烟肼联合用药。不仅疗效好，疗程短，且服药方便。每日口服一次即可。一般讲副作用也不大。但对肝功能异常的结核病患者，尤其是对异烟肼有特异质反应的病人，则应列为禁忌症。这些特异质的病人，异烟肼可在体内迅速代谢为乙酰化异烟肼，并水解为对肝毒性很大的乙酰肼造成肝细胞坏死。利福平本身对肝细胞造成的损伤多为可逆性的，与异烟肼结合后，可诱导药物酶，加速异烟肼的乙酰化而增强对肝细胞的毒性。

第三，抓住疾病过程中的主要矛盾决定用药的取舍。

在疾病的发展过程中往往有许多矛盾同时存在。其中必有一种主要矛盾，起着主导的作用。其他矛盾则处于次要的服从的地位。要抓住主要矛盾决定药物的取舍。

抗肿瘤药物的主要副作用是骨髓抑制。而对白细胞的抑制更为明显。

故通常把白细胞计数每立方毫米小于 3 000,列为抗肿瘤化疗的禁忌症,以免白细胞计数继续降低而发生无法控制的感染使病情发生恶化。但在肿瘤压迫重要器官,出现紧急情况,如脊髓受压、心包积液、上腔静脉受压、气管受压窒息等等。此时,迅速解除压迫上升为主要矛盾,虽白细胞计数较低,仍有使用抗肿瘤药的指证。

第四,药物的适应症和禁忌症具有量的规定性。

事物不仅有质的规定性,而且还有量的规定性。药物的适应症和禁忌症也是如此。不少药物作为治疗时的剂量是有一定限度的。在这个限度以内,该药将产生良好的治疗作用,其不良反应也很小。一旦超过这个度,则可能产生严重的毒副作用,甚至危及生命。此时,适应症将变成禁忌症。

胃复安是治疗消化系统疾病的常见药物之一。可用于胃炎、幽门梗阻、肠功能紊乱等。近年来有报导大剂量服用胃复安可引起锥体外系症状,如肌肉强直等。这些药物使用过度,弊大于利,其适应症也就不复存在了。

3. 辩证认识药物适应症和禁忌症的临床意义

人们对药物适应症和禁忌症的认识是一个由相对真理向绝对真理不断转化和发展的过程。作为一名临床医生,要严肃对待和严格执行有关药物适应症和禁忌症的有关规定,同时也要看到这些适应症和禁忌症是因时而异、因人而异、因病而异、因量而异。从而在临床工作中恰到好处地掌握药物的适应症和禁忌症,最大限度地发挥药的防治作用,减少以至于避免药物严重的不良反应。

(三) 合理用药

1. 不合理用药的形式和原因

世界卫生组织统计,因不合理用药导致住院患者发生药物不良反应的比例约为 10%~20%,其中有 5%的患者因严重药物不良反应而死亡。[1]

第一,用药嫌少不嫌多。兵不在多,而在于精,用药也是这样。但是当前在用药数量上越来越多,这既浪费药物,又造成不良反应和医源性疾病的出现。除了业务水平方面的原因之外,主要原因是医生的虚假安全感的心理在起作用。在市场经济条件下,经济利益的驱使,也是滥用药物的原因之一。

第二,用药重药轻人,以药为本。在对待疾病、病人、药物三者的关系上,把药物放在第一位,视为决定性的因素。无论遇上什么病,也无论是否需要,"飞机"、"大炮"一齐上。其主要原因是"技术决定论"、外因论。

第三,用药不对症,对个体差异不作细致分析。对病人的年龄、性别、职业、生育、用药史等方面没有全面的了解,缺乏深入的分析,习惯于按常规给药。其主要原因是对治疗个体化没有正确的认识。

第四,用药盲目联合,效价不高。联合用药的目的是增效、减低副作用。片面追求联合用药,有时不但不能达到目的,而且会造成极其严重的后果。这里既有技术方面的原因,也有思维方法的原因:药物治疗追求面面俱到,不分主次;指望通过多用药来缩短病程。

2. 合理用药的基本原则

第一,树立高尚的医德,保持良好的临床心理状态。对病人要敢于负责,敢担风险,全心全意为人民服务。用药不带偏好,不从自己的个人利益出发,一切从病人的利益出发,按科学办事,用药要有周密计划,果断行事,密切观察,随时改进。

第二,解决主要矛盾,避免面面俱到。同时患几种疾病的患者,有一个是主要的疾病;患一种疾病的患者,有一个主要病征。针对主要疾病和主要症状集中用药,不可面面俱到,更不可主次颠倒。

第三,遵理用药。对病人、致病因素、药物三者的关系要有一个正确的认识,既要看到致病因素对病人机体的损害,又要看到病人具有抗病能力;既要看到药物的治病作用,又要看到药物可能产生的不良反应;既要看到药物在治疗中的重要作用,又要看到药物是在人体的内在因素下起作用的。深入学习和理解药学理论,掌握药物之间的相互作用的关系,在实践中勤于思考,遵理用药,合理用药,才能保证用药安全有效。

第四,个体化用药。不同的患者对药物的反应不同。体重不同用药量不一样,生理特点不同,老人、小儿与成人用药也不一样。总之,坚持因人而异,坚持个体化用药。

三、不治与可治

(一) 不治之症的相对性

1. 不治之症和可治之症的概念

所谓不治之症,通常是指在目前的医疗技术条件下人们无法预防和治疗的疾病。这是不治之症的第一种含义。它还有第二种含义,那就是虽可治,但经治而未能治愈的疾病,也应视为"不治之症"。而且在临床上所发生的问题,很多是属于这一种。

所谓可治之症,一般是指在目前的医疗技术条件下,可以治愈的疾病。

2. 不治之症的辩证思考

不治之症是客观存在的。应该承认,人的认识能力是有限的;同时,认识的基础是实践,而每一个人(或一代人)的认识总是受其所处时代的科学技术和实践条件的限制。这些条件达到什么程度,我们就能认识到什么程度。人们对疾病防治的认识同样受到历史条件、科学发展等因素的限制。在一定的历史条件下,人类无法完全认识所有疾病,从一定的历史阶段、一定的医疗技术条件看,暂时无法治愈的疾病是客观存在的;而且,随着时间的推移,今后乃至将来还会出现新的疾病有待于人们进行新的认识。

不治之症是相对的。还应该看到,人的认识能力又是无限的,是一代一代向前发展的。没有不可认识的事物,只有尚未认识的事物。不治还是可治的关键是人们能否正确认识疾病的本质和找到解决问题的办法。人们对疾病的认识总是越来越深入,人们治疗疾病的方法总是越来越进步,在这个意义上说,只存在暂时的或在一定历史时期里不能治疗的疾病。从长远来看,从整个人类的认识能力看,没有什么绝对不可医治的疾病。人类的疾病是很复杂,不能一下子全部把握其本质。但通过不断地进行医学研究和疾病的防治实践,总是可以逐步认识的。因此,不治之症是相对的,不存在绝对的永远无法防治的不治之症。

(二) 促使不治之症向可治之症的转化

1. 不治之症向可治之症转化的实践证明

人类对疾病的认识,经历了一个由浅入深、由不知到知的过程。随着医学的不断发展,一个又一个的不治之症一定会不断地向可治之症转化。因为任何疾病的产生都有一定的根据和条件,只要这种疾病存在,人们就能在与其斗争的实践中逐步地认识它。在医疗实践的基础上,不治之症逐渐地转化为可治之症,新的不治之症又接踵而来,经过人类的努力,以后又转化为可治之症,如此循环往复,无限发展,永无终结。这就是医学发展的辩证法。医学发展的实践证明了这一点。

几十年前,肺结核一直被人们视为不治之症,随着医疗保健事业的发展和链霉素等有效抗痨药物的出现,这个不治之症逐渐成为可治之症。一百多年前,人们还不知道细菌、病毒、螺旋体等病原微生物是引起各种传染病的元凶。那时,只好把传染病的起因归结为某种超自然的力量。把微生物视为不可认识的"混沌世界"。由于病因不明对传染病的治疗就显得力度不够。随着显微镜的发明、微生物研究的进展和抗生素的发现及其成功的临床应用等一系列医学进展,霍乱、鼠疫、天花等烈性传染病一个又一个得到有效控制。其他如乙型肝炎的防治、艾滋病的防治、癌症的防治、急性白血病的防治、遗传病的防治等,也都已经或正在处于一个由不治向可治转化的过程中。

当然,这种转化有的还远未完成,有的可能还需要相当长的时间,还需作艰苦的努力。但是,我们相信,今日的不治之症,未来是可以完成向可治或部分可治转化的。

2. 不治之症向可治之症转化的条件

事物矛盾的对立双方无不在一定条件下发生转化。不治之症向可治之症转化也依赖于一定的条件,这些条件概括起来主要是两个方面:

医学研究的深入。任何矛盾的解决都必须认清它的本质和规律,才能找到解决它的办法。疾病的防治也如此。无论什么疾病,要对它进行有效的防治,首先要搞清病因,是单因素还是多因素?如果多因素则其中哪些是主要的,诸因素之间有何关系及相互作用,它们各自通过那些途径对机体发生影响?在什么条件下对人体造成损害?其次要搞清发病机理,即机体在致病因子的作用下,如何与其开展抗损害斗争,病理变化的过程和规律是什么?结果如何?只有搞清了这些基本问题,才能为疾病防治提供基础。目前许多疾病之所以还未完全转化为可治之症,一个重要的原因就是上述问题未能解决或未完全解决。所以通过实验和临床研究,深刻揭示疾病的本质和规律,为防治找到正确的理论根据,是将不治之症转化为可治之症的首要条件。

临床实践的发展。对一种疾病进行有效防治,除了从理论上阐明它的本质和规律外,还必须有深入的临床实践和研究,探索有效的防治手段和方法,否则仍然不能使不治之症转化为可治之症。因此,在基础理论指导下,临床应用研究和临床实践的深入发展,不断研制新的药材,创造新的疗法,发明新诊治工具和手段,是使不治之症转化为可治之症的又一基本条件。

(三) 防止可治之症向不治之症转化

1. 可治之症可以转化为不治之症

不治之症的第二种含义是虽可治但经治而未能治愈的疾病。在这里当然要排除那些由于患者自己耽误的严重晚期就诊者，特别严重难以救治的外伤者和某些高龄患者，而是指本来可以治愈，而主要由于医护方面的原因，虽经治而未能治愈、致死或致残的患者。

可治之症向不治之症的转化，主要有下列一些原因：①耽搁了宝贵的治疗时间，使病情发展到难以逆转的地步；②误诊、漏诊，导致治疗决策、治疗方法和用药的错误；③缺乏责任心，工作粗疏失职；④缺乏人道主义精神和基本的职业道德。

2. 促使疾病向健康转化

任何矛盾的转化都有两种可能，积极地向前进方向转化，或者消极地向后退方向转化。两种转化都需要一定的条件。医务工作者的崇高任务就是要消除可治之症转化为"不治之症"的条件，防止疾病向消极的后果转化，并寻求向前进方面转化的途径，促进疾病转化健康。这些条件包括以下内容：

及时、准确诊断是防止可治转化为不治，变疾病为健康的首要条件。及时，是有效治疗的必要条件，迟迟不能确诊，必然耽误治疗时间；准确，是正确治疗的依据，否则只能是向坏的方向转化。

尽早治疗和精心护理是防止疾病恶化而转向健康的实际步骤。早期进行正确的病因治疗或者对暂时还不能明确诊断者及时进行对症和支持治疗或者诊断性治疗，可以争取宝贵的治疗时机。不断创造新的治疗方法是防可治变不治，使疾病转化为健康的强劲动力。

注释：

[1] 郭代红，郭秀武:《药物流行病学与药政立法》,《中国药房》,1997年第8卷第5期,第195页

歧途三辩
——过度医疗

如果适度医疗是跨越沟壑的栈桥,那么,过度医疗是走进困境的歧途。以获利为目的的过度医疗将医患关系引进泥泞的沼泽,将患者的希望推入深邃的冰谷,将医学的初衷导入功利的黑巷,将医疗演变为资本获利的工具,将关爱生命的医学推向千夫所指的绝地!

一、歧途之误

(一) 过度医疗之祸害

过度医疗是超过疾病实际需求的诊断和治疗的行为,包括过度检查、过度治疗(包括药物治疗、手术治疗)。过度医疗的行为表现在:不该住院治疗的住院治疗;不该做的检查做了检查;不该手术治疗的行手术治疗;不该用贵重药品的用贵重药品;不该用贵重耗材的用贵重耗材。在诊断方面,做 X 光检查可以解决的问题,却做了 CT;而 CT 能解决的问题,却做了核磁共振。在治疗方面,一是不合理的高价用药;二是手术过度耗材;药物剂量用得过大;药物品种用得过多;治疗"档次"超标;治疗时间延长等。

过度医疗已成为医患关系对立的焦点,人们忧虑的是,医学正在淡忘使命。过度医疗祸害至深:直接导致深为公众诟病的"看病贵、看病难",毒化原已紧张的医患关系,颠覆医学人文的本质属性。[1]学者们亦开始反思:技术、设备是不是正在使医学背离自己的初衷?

(二) 过度医疗之流行

过度医疗已成流行之势:病患不分轻重,轻至普通感冒,重至晚期肿瘤;医院不分大小,大至三甲医院,小至卫生服务站;机构不分公私,公有国家举办的医院,私有个人经营的诊所,都程度不同地存在着过度医疗的行为。

目前,发达国家癌症的治愈率为 45%～50%,我国部分省市肿瘤医院的治愈率接近国际先进水平,但全国癌症平均治愈率只有 20%左右。几乎 80%的晚期癌症患者无休止地手术、放疗、化疗。由于每一种疗法在杀灭癌细胞的同时,也对人体有较大损伤,因此每一种疗法都有其适应症和禁忌症。但在现实中这些原则并未被广泛重视和认真执行,无论是癌症手术的扩大化或是放疗适应症的扩大、剂量的增加,还是化疗药物滥用等,不仅造成卫生资源的浪费,还加重了患者的经济负担,并损害了患者健康,甚至危及他们的生命。晚期癌症仍属不治之症,患者"病急乱投医",有些医疗单位便理所当然地大行过度治疗之术。只要癌症患者上门,无论是否有治疗价值,只要患者气息尚存治疗不止:先外科手术治疗,再到化疗科化疗,再转到放疗科放疗,最后还有中医科的中医治疗。有学者说,肿瘤病人三分之一是病死的,三分之一是吓死的,三分之一是过度治疗死的。

有数据显示,目前我国有80%的癌症晚期患者在有意或被迫接受着超过疾病治疗需要的"过度治疗",最终仍然痛苦地走完了人生最后一程。全球肿瘤患者也有三分之一死于不合理治疗。因为"过度治疗"盛行,癌症患者的死亡率上升了17个百分点。

相当一部分肝病患者往往成为过度医疗的受害者。肝炎病毒检测项目多达10余项,其中乙肝病毒指标20多种,肝纤维化指标5项以上,肝功系列10余项,免疫功能指标10余项,还有蛋白电泳、B超及CT等影像学检查,甚至包括艾滋病、性病等指标。这些项目全做一遍需要几千元人民币。有的患者曾一年被要求化验十多次,还有的病人一年里多次做CT,光检查费就上万元……有专家指出,很多患者根本不需要做如此多的检查。对于无症状乙肝病毒携带者,无需吃药,每年只需花费200~400元人民币,主要包括4次肝功能检查,约200元;一次二对半检查,约45元;一次B超检查,约90元。对于乙肝患者,做抗病毒治疗每年需7 000~10 000元;做国产干扰素治疗,一个疗程(半年到一年)大约需要1万~2万元。

过度医疗的阴影不仅笼罩在肿瘤等难治性疾病治疗上空,也时常波及感冒、咽炎之类的常见病。

在南宁市一家金融单位工作的严女士感觉咽喉有点疼,于是到东葛路上的一家医院检查,拍了X光后,医生说她得了轻微的咽喉炎,一次就开了600多元钱的药物。某副省长在北京工作时曾有一次因患感冒到当地医院看病,医生一下子开出了600多元的药。[2]

(三) 过度医疗在美国

哪里有医疗市场化,哪里就有过度医疗流行。医学科技高度发达,医学市场化程度较高的美国,患者备受过度医疗之苦:太多的癌症筛查,太多的心脏测试,太多的剖宫产申请。有报告认为,很多美国人,甚至包括奥巴马总统在内,是被过度治疗了。美国《新英格兰医学》杂志刊文指出:上至总统下到百姓,美国人都被过度医疗了,心脏支架手术就是典型代表。数据显示,在接受心脏造影检查的美国人中,有1/5"非必须"。而且近一半的冠心病患者,都被放了不该放的支架,也就是说做了本不必要的手术。正如一位医学记者针对奥巴马的体检所作的评论,包括总统在内的美国人需要认识到"更多的治疗并不一定是更好的治疗"。

奥巴马的检查包括了前列腺癌症筛查和虚拟结肠镜检查。检查前列腺癌症的 PSA 测试并不是对所有年龄段都推荐的常规测试,而结肠检查对于 50 岁以下的人来说是不推荐的,而奥巴马今年是 48 岁。美国《内科档案》的主编里塔·雷德伯格在一篇网上评论中说,结肠检查将会把总统暴露在辐射中,"而可能会对他的治疗没有任何好处"。奥巴马的经历凸显了这种大量增加社会的财政成本的行为,而且这种行为将病人暴露于潜在的危害而不是好处之中。他还提到了奥巴马接受另一项使用辐射的检查——一项心脏扫描来检测其动脉中的钙含量。他说这项测试对于像奥巴马这样低风险人群来说,是并不推荐的。

美国的前列腺癌筛检中普遍地存在着过度诊断和过度治疗现象。为了发现前列腺癌,医疗机构多年来一直例行公事般地对中老年男性做 PSA 筛检。一旦发现 PSA 升高,患者就要接受一系列前列腺癌治疗,如前列腺切除术、放射治疗术等。1988 年接受过 PSA 筛检的年龄在 60 岁到 84 岁之间的美国白人中有 29% 属于"过度诊断",黑人则高达 44%。[3]

二、歧途之由

过度医疗的存在是复杂的现象,是医学认知水平、趋利行为、社会伦理观念、法律法规、医疗体制、医院管理、医务人员的医学人文素质等众多因素的交相作用的产物。要彻底根治过度医疗行为,厘清其根由是必须的。

(一)认知局限

1. 宫颈糜烂不是病

医学对许多疾患及其医疗决策的认识有一个渐进的过程;同一时期的医生们对于同一疾病的治疗也会存在不同的意见。只要不是出于商业目的进行诱导医疗消费,针对同一疾病是否需要治疗、怎样治疗、治疗到怎样的程度确实有不同见解。

"宫颈糜烂"这个医学名词大概已经有 100 多年历史。在妇产科学教科书中,包括 2005 年出版的第六版的五年制《妇产科学》中,宫颈糜烂是慢性宫颈炎的一种病理表现,需要治疗消除糜烂面。有的专业文献认为宫颈糜烂的危害很大,会引发盆腔炎等更多妇科炎症,导致不孕、癌变、流产等一系列严重后果。轻度宫颈糜烂可采用抗生素进行药物治疗；中度和重度宫颈糜烂可采用物理治疗、手术治疗或微波治疗。

医学已经认识到，宫颈糜烂是由激素引起的正常的生理现象，正常女性都会有。刚出生的小女婴当中也大约有1/3会出现"宫颈糜烂"。这是母亲在怀孕时体内激素水平增高而影响到了女婴的子宫颈。出生离开了母体以后，新生女婴的这种糜烂也就自行消退了。而绝经以后的女性也不存在宫颈糜烂。

欧美国家的妇产科教科书早在十几年前已经废弃"宫颈糜烂"这一术语，改称为"宫颈柱状上皮异位"，认为它不是病理改变，而属于宫颈生理变化。2008年，最新的第七版五年制的《妇产科学》出版，在宫颈炎症一章中第一次采用了新的概念，取消"宫颈糜烂"病名，以"宫颈柱状上皮异位"取代；取消宫颈炎的急性、慢性之分，也不再将宫颈糜烂、宫颈肥大、宫颈息肉等现象都归纳为慢性宫颈炎的病理类型。

既然宫颈糜烂是一种正常的生理现象，对宫颈糜烂的治疗、尤其是手术切除的治疗就属于过度医疗。但是，从20世纪90年代开始，对宫颈糜烂的手术治疗越来越多。除了趋利的因素，还有一个医学背景：HPV（人乳头状病毒）感染。HPV感染是发生宫颈癌的主要原因，对于这个问题，也存在着认识的分歧。宫颈的鳞柱上皮交界处是容易受到HPV感染的温床，但并非HPV感染了就罹患宫颈癌。还存在根本没有检查是否存在HPV感染的情况下，便把针对HPV的各种治疗方法用在了治疗宫颈糜烂上，这就难避过度医疗之嫌。

2. 难以界定的过度医疗

"过度医疗"的定义并不复杂，但在现实中的界定却不容易。针对具体的疾病、具体的患者，医学也不是都能够说清楚什么样的医疗是适度的，什么样的治疗是过度的。哪些检查是正确诊断所必需的、哪些是多余的，用药的选择如何，并没有一个明确的界定，主要由医生根据自己的经验和水平而定。在这样的情况下，为了患者的利益，有时医生会采取"大包围"的诊疗手段。由于对过度医疗的判断没有一个可操作性的量化指标，过度医疗难以规避。

过度医疗本身也是一个变动的过程。即使是同一疾病，某种治疗方式对一个患者可能是适宜治疗,但对另一位患者可能是过度医疗,而对第3位患者则可能是不足治疗;在某个时间这种治疗手段对该患者是过度医疗,但几年后可能就是适宜治疗。

在乳腺癌的治疗过程中,对于雌激素和孕激素均阴性的患者来说,芳香化酶抑制剂只有不到10%的有效率,一般不作为辅助用药,对受体阴性的患者使用芳香化酶抑制剂一般可以认为是过度治疗。但是有些远处转移的晚期乳腺癌病人,如果身体情况不允许化疗放疗,经济上不能承受或者不适合赫赛汀等生物治疗,只能把芳香化酶抑制剂当作最后一线希望,如果是有效的10%中的一员,就可以延长生命,即使无效,对身体的损伤也不大。

判定是否过度医疗虽然有些问题需要考虑,但"过度医疗"判定有一个基本准则是:是否符合病人的最大利益,在总体上是有利于患者还是不利于患者。具体的衡量要点是:是诊疗需要还是创收手段?检查和治疗是减轻了病人的痛苦还是增加了病人的苦难?是延长病人的寿命还是减损了病人的寿命?是否考虑病人的经济承受能力?是否照顾到病人的心理感受?是否能体现病人知情同意等权利?

(二) 利益诱惑

医疗行业的趋利性质是过度医疗行为的内驱力。在利益诱惑面前,医院和员工结成利益共同体,冷面对待等待救治的患者,这种情况并非个别。公立医院需要过度医疗带来的丰厚利润填平国家财政补贴的数额与支撑医院生存和发展的需要之间的较大空缺。医院通过管理机制使过度医疗成为"合法行为",如按科室收入完成情况来分配奖金和工资,科室和医生增加诊疗的项目、次数、提高用药档次、开"大检查",可以"名正言顺"地获得较多的经济收益。医生的过度医疗行为直接获得的不仅是回扣,因为科室业务收入和个人收入是"捆绑"在一起的;以积极为医院"创收"的面目诱导过度医疗,从而间接地实现个人利益,既无责任且无风险,是以医德换获金钱。更有甚者,竟有人白纸黑字地账单造假,大玩"空手道",丧尽天良牟取病家换命钱,是以违法获暴利。

过度医疗的根本原因被认定为是医疗市场化导致的趋利性。英国纽菲尔德生物伦理委员会(一个由13位哲学家、医生和科学家集团组成的精英团体)认为我们的生命被医疗化已成了超级趋势。在一份2002年出版的报告中,这个国际著名的智库预言:"一个问题是,诊疗行为被扩大,或者疾病被扩大定义,越来越多的个人陷入诊疗的网中。"这群有先见之明的英国人认为,追求获利是其中的动力。[4]

医疗趋利行为必然伴随着诱导过度医疗。严谨地说,在信息严重不对称的情况下,医院、医生诱导过度治疗在本质上是具有欺诈性质的非法行为。由于医学的专业性质,在求医心切、救命要紧的特殊情况之下,面对医生的诱导甚至是直接"医嘱",患者却几乎丧失鉴别能力。这时候,医学的人文本质惨遭涂炭,医学的道德良知全线崩盘!

(三) 市场化机制

医学的市场化机制是过度医疗的根源。在市场经济的背景下,政府曾经对于公立医院是否是公益性质发生认识偏差,不仅对公立医院投入少,还出台一系列政策措施鼓励医院的经营行为,客观上推动了医疗进入市场化。以药养医,医务人员的收入与经济效益挂钩等现象,就是在这样的环境中成为医院管理的基本方略。至于拿取"红包"、吃药品"回扣",借开单拿提成等违规违法行为,在理论上从来没有得到认同,各级卫生行政部门一直在"行风建设"的旗帜下进行着整肃,但病根未去。

医院管理陷入了市场化的怪圈:发展→营利→扩大规模→需要资金→贷款→追逐经济利益→卖药、卖检查。医疗市场化机制把医患双方推到经济利益对立的地位,迫使医生扮演着双重角色:救死扶伤的天使和卖药、卖检查的生意人。

《瞭望》载文指出,在现行体制机制下,医院要赚钱,赚钱就要扩大规模,扩大规模要有资金,资金靠贷款,还贷款就逼迫医生进一步赚钱,而医院、医生赚钱的办法就是卖药、卖检查。换言之,是体制、机制把医患推入冲突。[5]

在市场化的医疗体制下,所有的公立医疗机构成了自负盈亏的经济实体,追逐经济利润成了主要动力,医疗服务沦为获得经济利益的手段。救死扶伤的医疗行业成为利润率最高的行业之一。几乎没有一家三级大医院不抱怨政府投入的卫生经费不足,但没有一家三级医院不是以超常规的速度,完成了豪华的高楼建筑和先进医疗设备的更新换代。

（四）举证倒置

"举证倒置"是过度医疗行为产生的机缘。2002年4月1日正式实施的最高人民法院《关于民事诉讼证据的若干规定》中规定：因医疗行为引起的侵权诉讼，由医疗机构就医疗行为与损害结果之间不存在因果关系及不存在医疗过错承担举证责任。"举证倒置"就是说当发生医疗事故，患者状告医方的时候，不必由患者出示医生有过失的证据，而要求医方提供自己无过失的证明，否则即判定医生有过失。于是，医生为了避免漏诊或者误诊，减少不必要的医疗纠纷或医疗事故，便会要求患者做所谓的全面检查，使自己的诊断有更多方面的充足的依据。因此，"举证倒置"成为促进过度医疗行为的机缘，成为医生手中的保护性医疗手段。

举证倒置制度可能导致医生对病人的过度检查。一项调查显示，在300名全科医生中，有98%的人承认自己在医疗过程中有增加各种化验检查、院内院外会诊、多为病人开具药物等自卫性或者称之为"防御性"的项目。而医生自卫性医疗的目的很明确，就是"避免吃官司"。

医生为自己诊断的准确性负责，就难免会扩大检查范围，造成过度医疗。误诊、处置不当乃至重大医疗事故，难免受追究；而过度医疗和过度开支，医生却几乎用不着承担任何责任。"举证倒置"设置的初衷肯定不是让患者加重负担；但借用"举证倒置"规避风险却是医患关系紧张背景下发生的事实。医学、医院、医生实现了"收益最大化、风险和成本最小化"，患者却承受了"过度医疗"带来的健康、经济、心理等多重伤害。

医学是一个高风险的职业，规避风险无可厚非。但无论采用什么方式转移风险，都不能以牺牲患者的利益为前提。面对患者，防范之心多了，关爱之心就少了；医疗甫始，提防在先，以举证倒置为机缘，以损害患者利益为代价，这既不是医学之道，更不是避免医患纠纷之策。

（五）患方期望

患者（家属）对医疗的非理性观念和行为产生的作用，是过度医疗行为发生和存在的背景。一些患者（家属）不理解某些疾病在目前无法根治，对治疗效果抱有较高的期望值；不知道某些检查本身也是有害的，要求上不必要的检查；甚至不知道治疗目标在哪里，盲目认为贵的就是好的，急于求成，要求医生用好药；也有患者病急乱投医，听信广告或者道听途说，不惜巨额花费购买过度医疗。

有个患者患了种很罕见的良性肿瘤。这种病只要切除患病疾灶即可,患者到了一家很有名的医院,不仅高高兴兴接受了手术,而且还要求医生做了两次化疗。但化疗后发生了骨髓抑制,导致肺部严重感染,花费数万元不说,很长一段时间没有脱离生命危险。

部分患者缺乏医学知识,将正常的生理现象误认为是疾病,对医生的告知将信将疑,忧心忡忡,辗转不同医院,甚至寻求不必要的治疗。

在临床中,很多妇女做超声检查,发现在直肠子宫窝(直立时人体盆腔最低处)有少许积液。过去超声检查仪器不灵敏,以至误以为腹腔内是没有液体的。现在的超声仪器非常灵敏,腹腔或盆腔内的几十毫升液体可以查出。这种生理现象没有任何治疗的必要。这类患者多数会转而寻求其他医生的帮助。公立医院的医生不给开药,就去民营医院。

患者家属的孝道观念也是过度治疗行为得以实施的背景之一。有些病人家属认为,无论亲人是什么疾病,不给予积极治疗是有违人道、孝道的,或者担心舆论压力或日后后悔,虽然明白治疗没有价值,还是选择过度医疗。

即使是晚期癌症这样的疾病,有些患者家属不但不言放弃,而且抱有过高期望值。其实恶性肿瘤的治疗并不以是否治愈来评价疗效,而是以5年生存率和生活质量来评价。对晚期恶性肿瘤各类方式疗效都差,花再多的钱,也难以获得满意效果。从医学角度来看,一般晚期恶性肿瘤合并转移后就属于无明显治疗价值的病人。而现实中由于患者家属的坚持,一部分恶性肿瘤病人陷入过度治疗的误区。

一患者不幸患上晚期肝癌,在某市大医院检查认为出现转移,已失去手术治疗机会。肿瘤科专家都建议采用姑息治疗和临终关怀,但患者家属仍不放弃,去到另一家特色医院,声称只要肯花钱就能延长生命,并说做子女的不能见死不救。结果借钱举债,卖了房子,每天花费数千元进行检查、注射药物,结果仍未见效。另一台晚期肝癌患者的手术,光手术用血就达到了2万毫升之巨,结果病人还是死在手术台上。

统计显示,我国癌症病人从治疗到死亡的平均治疗费用在 20 万～30 万元,而晚期恶性肿瘤的生存时间平均不到 3 个月。治疗成本过高往往使家庭因病致贫,企业拖垮。

(六) 监管失能

2005 年 6 月,在上海崇明务工的叶某夫妇,被上海某医院分别诊断为"女性原发性不孕"和"男性不育",治疗 5 天,医药费用共达 3.5 万余元。但随后叶某在另外一家医院检查时发现,她在 5 月 17 日已经怀孕。卫生行政主管部门已认定此事为过度检查和过度治疗。

临床思维是一个缜密的过程,临床思维有着严格的程序。医师面对结婚一年半未孕的求诊者做出"原发性不孕"的诊断,十分露骨地诱导过度医疗。如果说上海某医院的民营性质使之属于市场化前沿的利益主体,其生存与发展与市场化操作难以分割,那么,制造哈尔滨天价医药费事件的公立医院的所作所为,只能说明一个问题,这就是医疗规范的监管严重失能。

2005 年 11 月,央视《新闻调查》节目关于"天价医疗费"的报道引起举国关注。该报道详述了患者翁家与哈尔滨医科大学附属第二医院的医疗费纠纷,历数医院过度收费、管理混乱和过度治疗等行径。经过全国媒体几轮密集追踪报道,此事因花费总额达到"500 万元以上"的天价,成为 2005 年影响最大的医疗纠纷案。据报导,卫生部调查组自 2005 年 11 月至 2006 年 1 月三赴哈尔滨进行调查。初步调查结果是,患者住院 68 天,花了 132 万元。调查组查出违规收费 20 万元。医院存在的问题是管理混乱、涂改病例、分解收费。舆论追问:有关部门的监管职能在哪里?

是医疗行业缺乏监管的依据规章制度吗? 与其他行业相比,医疗行业的规章制度是最为健全的;是医疗单位隐蔽操作,监管部门没有获得相关信息吗? 显然不是。医疗卫生领域的信息传播和发布是有着严格审查规定,但这一程序监管措施往往流于形式,铺天盖地的医疗虚假广告充斥媒体,监管的眼睛已经熟视无睹。

决策和管理的失误是根本的失误。过度医疗行为的预防、控制和治理,关键就在于有效的监管是否到位。

三、歧途之返

企图通过过度医疗来发展医学、壮大医院,从根本上来说是饮鸩止渴,也为文明社会所不齿。

(一) 坚持公益性质

医学从过度医疗的歧途重回医学人文的轨道,必须远离市场。我国公立医疗机构为非营利性的公益机构,基本医疗卫生服务是公共产品。政府进行足够的卫生投入,建立有效补偿机制,逐步降低医院盈利幅度,将公立医院定位在不营利的医疗机构上,这是彻底解决过度医疗的根本之策。公立医院分配制度需进行改革,使得医生收入与服务数量脱钩,建立以服务质量、岗位责任与绩效为基础的考核和激励制度。

(二) 转变治疗观念

生命无价,健康可贵,求生的渴望难以抑制,医疗需求具有无限趋高的性质。虽然医疗的无效投入是全球共同面对的问题,无法完全避免,但面对无法扭转、没有治疗价值的病例,是否要坚持无谓的浪费性治疗?转变治疗观念,对于无治疗价值的疾病由"根治性治疗"转向"姑息治疗",是减少过度医疗的新观念。

世界卫生组织对姑息治疗的定义是:对所患疾病已治疗无效的患者积极地、全面地医疗照顾,目的是使患者和家属获得最佳生活质量。针对一位被诊断为不可逆转的重绝症病人,目前国外医疗机构的通常做法是对其进行"姑息治疗",尽量让患者以较小的伤痛,怀着愉悦的心情有尊严地走完人生最后历程。"姑息疗法"虽无"回天之力",但通过综合的、合理的治疗,可缓解疾病造成的各种症状和疼痛,并能最大限度地延长无症状生存期,提高生活质量。

(三) 学会与病共存

对疾病的治疗应"以人为本"而不是"以病为本"。治疗只是手段,最大限度延长患者的生命,提高生存质量才是目的。对不能根除的疾病,不妨引导和教育患者在医学的帮助下与病共存。例如对于晚期肿瘤,盲目地认为肿块没有了病就好了,过于强调晚期肿瘤的消除和癌细胞的杀灭,其结果往往是"瘤还在,钱没了,人也没了"。有的晚期癌症癌细胞已多处扩散,根本无法手术,如果没有出现危及生命的合并症,则手术有害无益;有的患者反复化疗,严重损伤白细胞,身体虚弱,此时再化疗只会增加痛苦、加速死亡;

有的放疗过度引起的后遗症比肿瘤还难治且痛苦万分。所以,对晚期癌症患者应针对病情,采用不同的对症治疗方法,以改善症状,减轻痛苦,让癌症患者与癌"和平共处",从而提高他们的生存质量。

(四) 加强政府监管

过度医疗行为存在的原因是多方面的,防范和控制有难度。但加强监管是可以减少或控制的。

组建医疗服务监督机构,对过度医疗行为进行长效监控。出台相应的管理法规,严禁医护人员为了避免医疗纠纷而对患者进行包括过度用药、过度检查等在内的过度医疗。将落实防范和处置过度医疗行为纳入院长责任制范围,公立医院院长对此负全责。

制定严格评定标准,定期对公立医院进行考评。有过度医疗行为的医院,院长承担相应责任直至撤职查办;有过度医疗行为的医生要予以行政和经济处罚直至吊销其从医资格;并追查其上级主管部门是否失职。

(五) 回归医学人文

过度医疗行为的存在,说到底是对医学公益性质和人文属性的认同问题,是各级卫生决策者和医务人员的医学人文素质水平如何的问题。这个问题不解决,即使政府资金投入到位,将医疗作为盈利手段的行为仍然会存在。医学是关爱生命的阳光事业,不是可以经营的资本形态。一个文明的社会必须具有这样的理念:通过过度医疗在患者身上谋取利润是可耻的。

1936年4月17日,面对蒙特利尔内外科学会的诸位同道,白求恩医生疾呼:让我们把盈利、私人经济利益从医疗事业中清除出去,使我们的职业因清除了贪得无厌的个人主义而变得纯洁起来;让我们把建筑在同胞们苦难之上的致富之道,看作是一种耻辱。

白求恩医生用生命履行了他的誓言,用生命书写了医学人文的内涵,他的精神是穿透遮蔽的射线,透视着医学、医学人和医学行为内在的阴影,他的灵魂是巡回大地的幽灵,时刻在拷问着:医学,你是制造灾难的贪婪资本还是减轻灾难的天籁之音?

注释:

[1] 张冉燃:《医疗之"度"》,《瞭望新闻周刊》,2009年第48期(2009-11-30)

[2] 严珑等:《湖北副省长呼吁降药价曾在北京花 600 多治感冒》,《楚天都市报》,2010 年 1 月 25 日

[3] 杨莉黎:《前列腺癌:过度诊断也"要命"》,《华盛顿观察周刊》,2005 年第 37 期,第 1 版

[4] Nuffield Council on Bioethies. Geneties and human behaviour: the ethical context. London,2002

[5] 张冉燃:《医疗之"度"》,《瞭望新闻周刊》,2009 年第 48 期(2009-11-30)

神断预后
——预后

张仲景于建安二年(197年)为王粲诊病。《针灸甲乙经·序》云:"仲景见侍中王仲宣,时年二十余。谓曰:君有病,四十当眉落,眉落半年而死。令服五石汤可免。仲宣嫌其言忤,受汤勿服。居三日,见仲宣,谓曰:服汤否?仲宣曰:已服。仲景曰:色候固非服汤之诊,君何轻命耶?仲宣犹不言。后二十年果眉落,后一百八十七日而死。此二事虽扁鹊仓公无以加也。"[1]张仲景预言王仲宣生死的故事,被称之为"神断预后"。这并非是一种占卜术的神机妙算,而是医学家张仲景临床预后能力的展现。

一、一个古老的话题

(一) 预后研究的历史

1. 希波克拉底之后

预后是一个古老的话题。早在二千多年前,希波克拉底就撰写了名为《论预后》的论文。希波克拉底认为:要通过临床观察和分析判断疾病的预后,"对于医生,最要紧的是关心其预见能力的培养";治疗预后的情况,是衡量医术水平高低的一种尺度[2]。

6世纪以后,西欧出现了最早的医院。14世纪西欧的医院规模有的已有200多张床位,预后系统观察和控制的必要条件具备了。人类对某些病种的疾病预后及其干预效果有了较为精确的记载。

17世纪40年代,金鸡纳霜自秘鲁传入欧洲,极大地改变了疟疾的预后。19世纪40年代,住院产妇产褥热的高死亡率困扰着医院的大夫们。奥国医生泽梅尔维斯经过研究终于找到了问题的症结。他明确要求接触分娩妇女的医生用漂白粉溶液清洗双手,从而使产褥热的死亡率由18%降至2%以下。泽梅尔维斯被后人誉以"母亲的救星"而载入史册。

2. 危害生命的不良预后

预后不良的疾病,一直威胁着人类的生命。在19世纪以前,预后不良的传染病曾经是人类的第一杀手。人类缺乏干预预后的有效手段,对传染病预后的控制处于无能状态。14世纪欧洲鼠疫大流行,2500万人死亡,占当时欧洲人口的1/4。20世纪医学进入理论医学阶段,现代医疗体系基本形成,治疗学方面的新发现、新技术不断涌现。人类对预后的干预进入了一个新的纪元。磺胺类药物、抗生素类药物、维生素类药物的发明,是人类干预预后能力的革命性突破的最好例证。曾经极大地威胁人类生命的传染病的死亡率大大降低:第一次世界大战的时候,肺炎的死亡率为18%,青霉素应用于临床后,降低到1%以下。20世纪以来,癌症、心脑血管疾病等预后严重的疾病已成为威胁人类健康的凶顽。因此,对预后的系统研究具有重要的实践意义和紧迫性。

3. 预后研究的开展

人类对预后的系统研究是随着现代医学的进步而发展起来的。20世纪中叶以来,对预后多角度、多层面的研究普遍开展。例如,从不同角度对预后进行了细致的划分,对预后进行了定量研究。从疾病演进过程的角度划分,有缓解率、复发率、病残率等;从疾病终极状态的角度划分,有治愈率、生存率、病死率等。从预后时间划分,包括近期病死率和远期病死率;从治疗场所划分,包括住院病死率和院外病死率;从治疗手段的角度,还有手术死亡率的划分。生活质量的新概念已经进入预后评估体系,标志着人类对预后干预的目标已升跃了一个新层次。关于不同病种预后的论文不断地见于各国医学杂志,以某一病种预后为中心内容的专著也有问世,国内如刘振华主编的《肿瘤预后学》。20世纪预后研究效绩已现,如肿瘤、心脑血管等慢性病的预后改善,取得了初步成果:癌症治愈率在发达国家已达到50%左右,心脑血管病死亡率在20年间下降了50%左右。

为了从医学哲学层面揭示预后的一般特征,并使之符合临床实际,对临床思维产生积极作用,有学者对包括传染病和寄生虫病、血液和造血系统疾病、泌尿和生殖系统疾病、消化系统疾病、内分泌系统疾病、神经系统疾病、心血管系统疾病、风湿性疾病等627个常见病种的预后进行了认真的分析与研究[3]。

4. 预后研究的目的

研究预后的目的是为了认识疾病发展过程的规律,发现早期破译预后信息的方法;创设和运用有效治疗手段,掌握诊疗的制动权;干预不良的自然预后,改善不良的治疗预后,从根本上提高医疗质量。同时,预后研究的水平是现代科学技术水平、医学科学水平的真实反映,预后研究是医学进步的动力之一。

(二) 预后、自然预后、治疗预后

1. 预后和自然预后

预后是对于某种疾病发展过程和最后结果的预测。按照疾病发展过程中是否有医学行为的干预,预后可分为自然预后和治疗预后。

自然预后是在未经治疗的情况下,对某种疾病发展过程及其最终后果的预测。自然预后良好主要原因有三:一是某种疾病本身是自限性疾病,机体在一般情况下能够复原。如诺沃克祥病毒性胃肠炎常呈自限性过程,无特效抗病毒治疗,病情较轻,病程较短。注意防止脱水,一般无不良预后。二是损害因子与抗损害因子处于相互制衡状态,无临床意义。如肝血管瘤如果稳定地小于4cm,不需治疗,预后良好。三是机体内在的抗损害因子战胜了损害因子。自然预后不良的原因可以从多元的角度进行分析,如疾病的性质类型、机体的免疫状态等等,根本原因是机体的抗损害因子靠自身的力量无法战胜内源性的或外源性的损害因子。自然预后不定是指同一种疾病对于不同的患者会产生不同的预后,主要原因是患者个体差异[4]。

2. 治疗预后

治疗预后是在医学干预条件下,对某种疾病发展过程及其最终后果的预测。治疗预后可以从不同角度进行评估。从疾病发展过程的角度,治疗预后可分为近期预后和远期预后。某个病种或某位患者的治疗预后不仅受到治疗环节的制约,还是由多种因素决定的。例如疾病本身的性质、医学对该疾病的认识水平、患者的个体差异、就诊时间是否及时等等。因此,相当一部分病种的近期预后和远期预后的状况是不定的,而不是绝对的,固定不变的。近期预后和远期预后不定的病种约占 50% 以上。

3. 自然预后与治疗预后的关联

自然预后和治疗预后两者相互联系、相互影响、相互作用。首先表现在,对某种疾病的自然进程认识不清楚,无法认识疾病发生发展的规律,必然影响确诊率;必然影响对治疗时机的把握、对治疗方法的选择和创新,无法在疾病发展尚未进入不可逆阶段之前进行有效干预、争取最佳的治疗预后。

目前对于胆囊癌的自然演进过程知之甚少,胆囊癌术前确诊率小于 5%,这又影响了对胆囊癌的治疗时机的把握、治疗方法的研究,外科手术中可见,仅有 10% 的患者的癌肿局限于胆囊。而且,对胆囊癌的治疗方法中,包括外科手术、放疗、化疗,目前无论哪一种疗法其疗效都不能令人满意,治疗预后令人失望,5 年生存率低于 5%。

自然预后和治疗预后的相互关联也表现在,自然预后是治疗预后的参照系。对自然预后的研究,还有助于对治疗预后的研究和评估。自然预后和治疗预后的关联还有复杂性的方面。一般说来,疾病在医学行为的干预下预后会发生程度不同的改变。但这种改变有时是复杂的。分化良好的低期前列腺癌无论治疗与否预后都良好;与之相反,分化不良的高期前列腺癌无论何种治疗预后都不好;只有那些中等分化的癌,治疗对其预后有影响。

二、治疗预后的一般制约因子及其意义

(一) 众多的制约因子

制约治疗预后(以下简称预后)的因子有数十种,如临床类型、病因病机、病原性质、病理分期、症状表现、病情程度、病程缓急和病程是否自限、个体差异、年龄性别、治疗手段、受损部位、诊疗时机、遗传因子、疾病诱因、监护条件、并发症、机体免疫状态、患者精神状态等。不同病种预后的制约因子具有特殊性。

大肠癌和感染性心内膜炎预后的制约因子是大相径庭的:大肠癌的癌细胞的恶性程度取决于癌细胞 DNA 含量、倍体的构成、增殖及染色体的畸变等内在规定。感染性心内膜炎的预后主要受制于病原菌类型:在其他条件大致相同的情况下,链球菌感染者治愈率为 90%,葡萄球菌感染者治愈率约为 50%。

依循医学哲学从个别走向一般的方法,可从多样性的感性具体中概括出三个具有普遍意义的预后的一般制约因子:医学发展成熟度、有效诊疗时间窗和内在制约因子集。它们相互联系,相互影响,对不同病种的治疗预后产生重要影响。

(二) 医学发展成熟度

1. 综合指标

医学发展成熟度主要是由医务人员的综合素质、医学模式、医学理论、医疗技术和手段的发展水平等要素构成的综合指标,用以反映医学发展程度和解决健康问题的实际能力。在预后较好病种的客观条件中,两个最重要的都是与医学发展成熟度有关的:第一,病因和发病机制已研究清楚;第二,具备有效的治疗手段。一般而言,传染性疾病和寄生虫疾病预后病因清楚并具有有效治疗手段。但是,横亘在我们面前的诸多医学难题说明了医学的成熟度仍然是制约预后的重要因子。仅就"病因不明"和"无特异治疗手段"这两点对治疗预后的制约进行分析。

2. 病因不明

现代医学中的医学基础理论还存在不少盲区,一部分疾病病因不明。病因明确,如果没有得力的治疗方法,治疗预后不会好;但病因不明,影响对

疾病发生发展规律的认识,影响对特效治疗方法的研究和实施对因治疗,影响治疗预后是不争的事实。

3. 无特异治疗手段

对于相当一部分疾病而言,临床是否具有特异治疗手段,是能否逆转预后向不利方向发展的关键。肺癌是威胁人类生命的恶性肿瘤,在包括中国在内的许多国家里,其发病率正在逐年上升。但近30年来,肺癌化疗、放疗的效果评价不一,手术疗效只是稍有增加而没有明显提高,而且是得益于手术病死率的下降。

目前,在世界范围内,肺癌术后5年生存率没有超过10%的。根本原因就在于,到现在为止世界上对肺癌没有满意的治疗手段。

但又岂止是肺癌,病因不明和缺乏有效治疗手段只是医学发展成熟度概念中的一部分内容。因此可以这样说,医学发展成熟度到位了,治疗预后不好的可以改善;医学发展成熟度不到位,预后往往只能听之任之。

(三) 有效诊疗时间窗

1. 可逆阶段的干预

疾病发展过程可分为可逆与不可逆两个阶段,其中的可逆阶段就是有效诊疗时间窗。疾病的发展和预后的一个规律性的结论是:在疾病整个发展过程中,只有在病程的可逆阶段进行医学干预才能奏效,治疗预后才可能满意,医生们才能演绎妙手回春的故事;在病程的不可逆阶段,医学的干预效果不佳,预后不会理想甚至极差,医生们面对无力回天的尴尬在所难免。

2. 复杂的关系

关于有效诊疗时间窗与治疗预后的关系,有以下三种现象。

第一,不同病种的有效诊疗时间窗长短不一,差异极大,需要具体问题具体分析。以食道癌和中风相比较。

食道癌的有效诊疗时间窗很长,包括始发期和发展期,从癌前阶段发展到癌,可能需要二三十年时间。中风的有效诊疗时间窗的范围在几分钟到24小时之内,3~6小时是比较一致的看法。

第二,是在有效诊疗时间窗之内还是在有效诊疗时间窗之外进行医学干预的治疗预后有天壤之别,在早期采取措施效果最好。

在食道癌的始发期,采取有效的防治措施可以防止癌变的发生。发展期的癌变已发生,但手术治疗预后良好。外显期和终极期是食道癌的不可逆阶段。外显期肿瘤迅速发展,治疗预后 5 年生存率均数在 20% 左右。终极期病变已明显外侵和转移,往往出现严重并发症,治疗预后 5 年生存率在 10% 左右。对于中风抢救而言,时间越短恢复的可能性越大,有效诊疗时间窗的错失必然引起严重后果。

第三,治疗预后不良与错失有效诊疗时间窗密切相关。据分析,治疗预后良好的病种占 17%;治疗预后不良的病种占 19%;预后不定的病种占 64%。其中,与错失有效诊疗时间窗有关的是治疗预后不良中的 84%、诊疗预后不定中的 60%。造成这一现象的原因有:其一,一部分疾病起病急,发展快,有效诊疗时间窗短暂;其二,一部分疾病症状隐匿,虽然有效诊疗时间窗有一个过程,但由于某种原因未能及时就诊,待进入诊疗阶段为时已晚;其三,在有效诊疗时间窗内已进入诊疗阶段,但由于某种原因,如误诊误治、患者免疫状态差、无有效治疗手段等等,使医学干预劳而无功。因此可以这样说,在有效诊疗时间窗内要争取预后良好大有希望;而在有效诊疗时间窗外要避免预后不良往往力不从心。

(三) 内在制约因子集

在众多预后制约因子中,决定预后的性质、程度、发展方向的内在因素称之为预后的内在制约因子集。例如,肿瘤的生物学行为是肿瘤发生发展过程中内在因素的综合体,是肿瘤预后的内在制约因子集,其中包括病灶的浸润深度、有无淋巴结转移、癌细胞分化程度等子集。一般而言,预后内在制约因子集由五个子集组成。

1. 症状学子集

这是预后内在制约因素中的第一个层面,可以通过对临床资料的分析获取。症状学子集包括临床症状和体征、病变部位和严重程度、病程进展情况、并发症以及患者年龄等。

脑出血部位在中线结构或其附近,如丘脑、下丘脑、脑干或后颅凹的,预后凶险,脑叶出血则预后较好。高血压性脑出血患者的意识障碍程度与病死率成正比,昏迷越深,病死率越高。早期有意识丧失者93%预后不良,发病后3小时已呈昏迷者100%预后不良[5]。稳定劳力型心绞痛的预后主要决定于心肌缺血的程度和心功能状况。恶性组织细胞病临床所见大多为急性型,起病急,进展快,病程不超过6个月,预后极差。

一部分疾病预后的不良程度与年龄的大小成正比关系。高血压性脑出血患者随着年龄的增长而病死率增高。45～70岁之间的患者病死率达80%。一部分疾病预后的不良程度与年龄的大小成反比关系。如患者年龄小的大肠癌患者的预后较差。严重并发症的出现是疾病发展中的一个重要事件,可改变预后的方向:Q热是由贝纳特立克次体引起的一种自然疫源性传染病,一般预后良好,但并发心内膜炎者,预后向不利的方向发展,病死率可达30%～65%。可改变预后的程度:国外报道,心肌梗塞后第一年的病死率在无并发症者约为7%～10%,但在有并发症者,特别是心力衰竭患者中可高达30%～50%。可改变预后的性质:高血压患者的死亡原因取决于它的并发症。脑卒中、心力衰竭和肾功能不全等并发症是高血压患者的重要死因[6]。

2. 病理学子集

这是预后制约内在因素中的第二个层面,需要医学检验资料的支持。包括组织学类型和病理学分期。

鳞状细胞癌的5年和10年生存率分别为41.2%和22.5%。腺癌的5年及10年生存率为18.6%和11.3%,小细胞未分化癌的5年和10年生存率分别为13.2%和11.6%;病理分期与疾病预后的关系极大,膀胱癌预后5年存活率T_1期为63%,T_2期为21%,T_3期10%,T_4期为0。

3. 免疫学子集

免疫状态是预后内在制约因子集中的必要条件。

中国医科大学肿瘤研究所曾报道一例溃疡型癌患者拒绝手术而仅用少量5-Fu及中药治疗,从确诊至死亡共存活7年9个月;另一例胃体小弯侧未分化癌自确诊至死亡仅3周。

4. 分子生物学子集

分子生物学子集是预后内在制约因子中最深的一个层面,目前研究进展很快。

癌基因的改变,如基因的扩增、过度表达、重排组合或点位丢失等与肿瘤的预后有关。1989 年 Slamon 首先报道,C-erb B-2 的扩增在乳腺癌患者中多见,其过度表达或扩增与肿瘤的病期、复发间期及总生存率有关[7]。

5. 医学心理学子集

患者的心理状态是影响预后的催化剂。哮喘患者对哮喘发作的恐惧感、对疾病的焦虑心理、对预后的悲观情绪和抑郁状态以及患者的自卑感等,对哮喘的病情发展具有重要的促进作用,因此也可以严重影响支气管哮喘的预后。内在制约因子集与医学发展成熟度、有效诊疗时间窗的区别在于,前者是预后的内在因素,后者是预后的外在条件。

以上 5 个内在制约因子集对预后发生作用的方式有 3 种情况:一是某一个因子起决定作用;二是某一个因子起主导作用;三是多因子共同发生作用。因此可以这样说,预后内在制约因子集是打开预后迷宫的钥匙串;用什么去开,怎样开,是把握预后的关键。

三、预后的改善途径及其前景展望

(一) 预后改善的途径

1. 早期发现、早期诊断、早期治疗

利用现代化的检查设备,早期发现、早期诊断、早期治疗是改善预后的前提。在有效诊疗时间窗内实现"三早"是具有可能性的。目前,无症状胃癌、无症状肝癌的早期诊疗已经获得成功的经验。就已经具有的医学手段而言,相当一部分疾病只要是在可逆阶段之中,就有可能获得较好的治疗预后。无论有效诊疗时间窗是长是短,"三早"对改善预后、提高生存质量的必要性是毋庸置疑的。有效诊疗时间窗较长的应全面考虑,去病务尽,尽可能提高治愈率;有效诊疗时间窗较短的应争分夺秒,虎口夺人,尽可能降低死亡率。"三早"对改善预后的意义在实践中已得到证实。

日本是胃癌高发国家。目前胃癌的治疗水平处于世界的领先地位。主要原因是20世纪60年代中期以来普遍开展了气钡双重造影及纤维胃镜检查,在过去15年中,早期胃癌的诊断率由5%提高到30%。早期胃癌的5年、10年的生存率分别为95%和90%。我国早期胃癌的发现率到目前为止仅10%左右,胃癌的5年生存率仅为30%左右[8]。

2. 新的诊疗观念、新的诊断水平、新的治疗方法

新的诊疗观念、新的诊断水平、新的治疗方法是改善预后的重要条件。诊疗方法落后,必然制约预后的改善。小肠肿瘤预后不良的原因之一是由于对小肠肿瘤缺乏理想的诊断方法,在各项检查措施中,最有效的手段是X线胃肠钡餐检查。

据Ciccarelli等报道的51例小肠恶性肿瘤,X线诊断准确率仅33%,一般均不超过50%。术后5年生存率平均为13%~20%[9]。冠心病治疗预后的不断进步恰恰说明了"三新"对于改善预后的意义。20世纪60年代以前冠心病的治疗措施是消极的,主要包括休息、吸氧、镇痛、观察血压、尿量等,治疗的目的是治疗梗塞、预防心脏破裂和一些合并症,住院死亡率为30%。70年代,普遍成立了监护室(Coronary Care Unit,CCU),开始对冠心病进行强化监护,应用多种治疗手段控制恶性心律失常和原发性室颤以及合并症,住院死亡率下降为15%左右。近年来提出了治疗冠心病的新观念:限制和缩小梗塞面积。这一观念是改变冠心病近期及远期预后的关键。一方面减少心肌的耗氧量,保护受损心肌;另一方面积极使血运重建,包括对缺血心肌恢复再灌注,冠心病的急诊PTCA、急诊搭桥术等。溶栓治疗则使冠心病治疗史上出现了戏剧性的变化。"三新"极大地改善了冠心病的预后,住院死亡率近30年来下降超过80%,达到目前的10%左右。

3. 捕获并破译预后的特异信息

凭借医学的发展和科技的进步,捕获并破译预后的特异信息,是改善预后的关键。人体内有多种物质携带着预后的信息。在疾病的早期甚至是无症状阶段如发现它,就为在有效诊疗时间窗内治愈疾病争得了宝贵的时机。目前,分子生物学、医学免疫学、医学遗传学等医学学科的发展,在捕获和破译预后特异性的信息方面,已经取得了重要进展。

分子生物学的研究结果揭示了 RB 基因包含的关于视网膜母细胞瘤的特异信息[10]。肿瘤标志物鉴定是特异性较强的预测肿瘤预后的方法。Berk(1986)等研究 88 例上皮性卵巢癌患者的二次手术结果与术前癌抗原 125(CA125)的关系后指出,CA125 的阳性预示率为 100%,阴性预示率为 56%[11]。甲胎蛋白的测定简便快捷、敏感特异、经济实用,对于原发性肝细胞癌的疗效判断、预后估计、预报复发有重要意义,受到临床的关注。

(二) 预后研究展望

20 世纪是人类改善预后进程中的里程碑。许多疾病完成了从不治向可治转化,如肺结核、梅毒、一部分肿瘤;许多可治疾病由预后不良向预后较好甚至良好转化,生存率、治愈率大为提高。自 1905 年至 1970 年的 65 年间,全世界只有 45 位肝癌病人生存 5 年以上,而到了 1991 年时,仅上海医科大学肝癌研究所就有 135 位生存 5 年以上的肝癌患者[12]。何杰金氏病(HD)是一种恶性肿瘤。现在 HD 的预后 10 年生存率已提高到 50%以上,Ⅰ、Ⅱ期患者 10 年以上的生存率可达 80%以上。《西氏内科学》的作者认为何杰金氏病是"一种可以治愈的恶性疾病"。

21 世纪疾病预后的干预能力会进一步增强。医学认识主体思维方式的变革,诊疗思路的开拓;遗传工程、器官移植、抗病毒高效疫苗和制剂等方面的巨大进展;电子计算机、智能科学在临床上的广泛应用;分子医学、基因组学、肿瘤学、神经科学、脑科学、医学心理学等学科研究的新成果,将使相当一部分困扰人们已久的疾病预后有较大的改善或进一步改善,如遗传病、癌症、艾滋病、各种原因引起脏器损伤、脑功能紊乱性疾病等等。同时,对预后系统的理论研究也将进入一个新阶段,将进一步有效地指导临床实践改善各病种的预后。但是,我们必须清醒地看到,相当一部分预后改善的问题还没有解决;基本得到控制的病种的预后在一定条件下还会反复;一部分病种的预后问题会凸现出来如老年性疾病;新病种的出现将给预后研究提出新的课题。因此,预后问题与疾病同在,与医学同在,预后是一个永恒的话题。

注释:

[1] 皇甫谧著:《针灸甲乙经》,北京:人民卫生出版社,2006 年,第 21 页

[2] 赵洪均、武鹏译:《希波克拉底文集·预后论》,合肥:安徽科学技术出版社,1990

年,第 84、94 页

[3] 刘虹:《论预后》,《医学与哲学》,2002 年第 1 期,第 2 页

[4] 刘虹:《医学辩证法概论》,南京:南京出版社,2000 年,第 286 页

[5] 陈在嘉著:《临床冠心病学》,北京:人民军医出版社,1984 年,第 303 页

[6] 韩仲岩:《脑神经病治疗学》,上海:上海科学技术出版社,1993 年,第 68 页

[7] Slamon DJ, Godolphin W, Jones LA. Studies of the Her-2/neuproto-oncogene in human breast and ovarian cancer. Science, 1989; 244: 707

[8] 汤钊猷著:《现代肿瘤学》,上海:上海医科大学出版社,1993 年,第 518 页

[9] Ciccarelli O, Welch JP, Kent GG. Primary malignant tumors of the small bowel. Am J Surg, 1987. 153: 350.

[10] 邓应平,罗成仁,方谦逊:《视网膜母细胞瘤基因点突变的研究》,《眼底病》,1991 年第 7 卷第 3 期,第 10 页

[11] Krebs, Goplerud DR, Kilpatrck SJ. Role of CA125 as tumor markers in ovarian carcinoma. Obstet Gynecol, 1986. 67: 473.

[12] 汤钊猷:《肝癌漫话》,长沙:湖南教育出版社,1999 年,第 105、109 页

如影随形

——医疗差错

　　如影随形的不仅有对亲人的思念、对爱情的憧憬、对未来的希望,还会有生活的烦恼、身体的倦怠和心情的焦虑。很显然,后者是不受欢迎的"朋友"。医疗工作事关千家万户的幸福,避免医疗差错、消灭医疗差错,实现零差错状态曾经是我们的宏愿。但是,医疗差错这个不受欢迎的"朋友"总是如影随形,不期而至。说医疗差错如影随形,不是说发生率很高,而是意在说明,医疗差错的发生和防范有着内在规律,是不以人的意志为转移的客观过程。既然不能消灭,那么,必须也只有直面医疗差错,防范之、控制之,尽量远离之!

一、概念的逻辑研究

"医疗差错"、"医疗过错"、"医疗过失"和"医疗事故"等概念,可以在卫生行政管理、医学哲学认识论和卫生法学等不同语境下使用。《侵权责任法》2010年7月正式实施后,有学者认为,《侵权责任法》摒弃了"医疗事故责任"和"医疗过错责任"两个概念,在卫生法学的语境下,应使用统一的"医疗损害责任"概念。但是,这并不妨碍在卫生行政管理和医学哲学认识论的语境下继续使用"医疗差错"、"医疗事故"和"医疗过失"等概念,并深入研究其相关的理论和实践问题。

国内"医疗差错"概念的使用存在诸多可商榷的问题。准确揭示"医疗差错"的内涵和外延,是医疗差错研究的逻辑起点。

(一) 逻辑限定

医疗差错是指医疗过程中出现的违背预期目标或/和医学规范的行为。医疗差错可发生在医疗过程中的任何一个环节和医院的不同场所。医疗差错可以从不同的角度进行分类。从致因划分,可分为人的不安全行为导致的差错、物的不安全状态导致的差错、管理不善导致的差错等;从内容划分,可分为诊疗、护理、医疗服务差错等等;从后果程度划分,可分为严重医疗差错和一般医疗差错等;从防范可能性划分,可分为可预见性的和不可预见性的医疗差错,包括可预见可防范、可预见难以防范和不可预见难以防范的医疗差错等。

(二) 逻辑关系

关于"医疗差错"、"医疗事故"和"医疗过失"三概念之间的逻辑关系,有不同的观点。

1. "医疗差错"和"医疗事故"是矛盾关系

即两个概念外延没有任何部分相同,并且它们外延之和等于它们属概念的外延(见图1)。《医疗事故处理条例》和《医疗事故处理办法》从后果的严重程度区分这两个概念:在诊疗护理过程中因医务人员诊疗护理过失,直接造成病员死亡、残废、组织器官损伤导致功能障碍的,属于医疗事故;未造成不良后果的,属于医疗差错。两者外延没有任何部分重复,属于矛盾关系。但这两个概念的属概念是什么,相关文件没有定位。

2. "医疗过失"和"医疗差错"、"医疗事故"是属种关系(见图2)

刘劲松的《医疗事故的民事责任》一书持此观点,认为"医疗过失"包括

"医疗差错"与"医疗事故","医疗过失"是属概念。[1]

3."医疗过失"和"医疗事故"是矛盾关系(见图3)

卫生部、国家中医药管理局2002年联合下发了题为《重大医疗过失行为和医疗事故报告制度的规定》的文件,文件中将两个概念置于矛盾关系之中。同样,两个概念的属概念是什么,相关文件也没有明确。

4. 本书的观点

"医疗事故"、"医疗差错"和"医疗过失"之间是两级属种关系。"医疗事故"包含"医疗差错","医疗差错"包含"医疗过失"。医疗过失是发生了侵权行为的医疗差错,医疗差错是违背医疗目标和医学规范的医疗事故。(见图4)

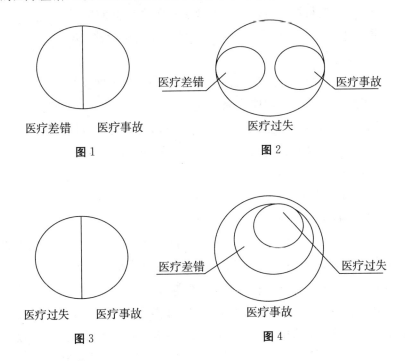

(三)逻辑辨析

1."医疗差错"

"医疗差错"内涵限定的基点是医疗行为违背医疗目标和医学规范,外延覆盖的是所有影响医疗质量和安全的不良事件,无论后果严重与否。国际学术界在研究医疗质量和安全的时候都是这样使用"medical error"(医疗差错)的。我国目前使用的"医疗差错"概念外延覆盖不周全,仅仅是医疗事故之外未造成不良后果的部分,这不符合国际通行习惯,造成信息沟通困难甚至发生错误。

在美国教育部卫生与人类服务部网站上,有这样一段文字:1999年11月医学研究所发表一份报告估计,每年死于医院医疗差错的病人多达98 000人。有学者发问,仅仅"医疗差错"致死的病人就多达98 000人?如果包括死于"医疗事故"的病人,美国的这个数字每年是多少?

这是国内"医疗差错"的概念误导了学者。因为美国国家协调工作效力质量机构(QUIC,Quality Interagency Coordination Task Force)将医疗差错定义为"对预期目标执行计划的失败或对既定目标使用了错误的方法",包含后果严重的不良事件和后果不严重的工作失误两种情况。

2. "医疗过失"

"医疗过失"内涵限定的基点是医疗差错中发生了侵权行为。所谓医疗过失,是指医疗方因其管理体系缺陷或/和医务人员存在的失职行为、技术失误等因素而给患者方造成损害结果的医疗事件。"医疗过失"是外延覆盖明确、内涵限定严谨的法律概念。国际学术界如美国在司法语境中作为法律术语使用"medical-malpractice"(医疗过失),英国把"医疗过失"的概念解释为因医方过错造成病人损害的民事侵权行为。

3. "医疗事故"

"医疗事故"内涵限定的基点是医疗活动出现意外事件,外延覆盖的是所有发生在医疗过程中出现的负性医疗事件:有些是医疗差错甚至是医疗过失;有些是医学无法预料的医学小概率事件;有些是非医学原因的偶然状况。因此,"医疗事故"并不都是医疗差错,并不都涉及医疗侵权行为。美国把所有具有赔偿可能的医疗事件称为医疗事故。日本的"医疗事故"概念是这类社会现象的总称:和医疗过程有关的种种意外或者未能预测的不良后果。

4. 适用语境

"医疗差错"、"医疗过失"和"医疗事故"的逻辑关系决定了三者各有自己的适用语境。"医疗事故"概念外延宽泛,适用语境是对医疗负性事件做一般介绍或描述。"医疗差错"概念内涵限定明确:医学行为发生过程是否符合医学目标和规范,适用语境是从卫生管理的角度探讨医疗安全和差错管理的问题。"医疗过失"概念内涵限定严格,反映医学行为是否侵权,适宜的语境是法律分析和考量。

二、致因的假说分析

医疗差错的有效防范,是针对致因的防范。医疗差错致因研究,是医疗差错研究的核心。

(一)点状致因说

医疗差错点状致因说有两种形态。

1. 点状致因说 I

点状致因说 I 认为,医疗差错的致因可以是引发医疗差错的人的不安全因素、物的不安全状态或管理因素中的任何一项。例如,医务人员的低稳定性个性特征表现为对阻挠和挫折应付困难,常会急躁不安,身心疲乏,情绪激动。这样的个性特征易导致医疗差错。点状致因说 I 在很多情况下只反映了事物的一个方面,具有一定的片面性。英国的格林、伍德等人研究工业事故时提出了"事故倾向性理论",将事故致因归结为少数工人的事故频发倾向,这种典型的点状致因理论对工业生产安全管理的影响长达50年。

2. 点状致因说 II

点状致因说 II 认为,医疗差错致因有 N 种,但其中有一种(或一类)在性质上占支配地位或/和在数量上占较大比例。点状致因说 II 往往能获得统计数据的支持,但并不能确保归因正确。从上个世纪五六十年代开始,就出现这样的归因结论:当事人责任心不强,规章制度执行不严是医疗差错的主导致因。[2]

2006年有作者对586起护理差错的原因从差错分布、发生差错的人员、时间、科室和类型等五个方面进行了分析,归因模式和结论和40多年前没有差异。作者写道:"总之,所有差错发生的原因归结为:责任心不强,有章不循,违反操作规程。"[3]这个结论具有一定代表性。据不完全统计,近3年来,公开发表的讨论医疗差错成因的115篇论文中,有98篇文章的分析结论与上文一致。

医学的复杂性、高风险性、难预料性是公认的,点状致因说 I 的适应域相对窄小。医疗差错的致因中由一个占据主导地位的情况确实存在的,但只是部分状况,点状致因说 II 的覆盖面不够全面。

（二）线状致因说

线状致因说有两种形态。

1. 线状致因说 I

线状致因说 I 认为，医疗差错的致因是多元的，涉及工作人员的生理因素、心理因素、人际关系、思维方式、医疗技术水平和医院管理等多种因素。应该运用医学、哲学、法学、伦理学、管理学、社会学、行为科学、心理学的方法和理论分析医疗差错的致因。例如有作者用弗洛伊德的"潜意识"理论分析门诊药房差错事故的致因。[4]但是，众多的致因之间构成了怎样的复杂关系从而引发医疗事故的发生？这些致因之间是必然联系还是偶然联系？是医疗差错发生的直接因素还是间接因素？是可预见因素还是不可预见因素等等，这些都是线状致因说 I 没有回答或者说是难以回答的问题。

2. 线状致因说 II

线状致因说 II 认为，医疗差错发生不是一个孤立的事件，而是由差错的基本原因、间接原因、直接原因、差错及差错后果组成的差错致因因果链。其中，人的不安全行为和物的不安全状态是导致事故的重要原因，但更为根本的是管理失误。如果能够充分发挥管理职能，就可以有效控制人的不安全行为和物的不安全状态，从而避免事故的发生。因此，医疗差错的基本原因是管理失误。线状致因说 II 强调管理失误是医疗差错的致因，是一种有见地的理论。相当一部分医疗差错的致因是医疗保健系统内的系统结构不佳，组织协调较差等管理失误的后果。

英国国家卫生服务系统经营的医院每年发生医疗差错 85 万件，这些直接的医疗意外导致 4 万人死亡。专家认为这些医疗差错可以采取管理步骤来大量减少。[5]

但是，医疗差错的致因中哪一个是最根本的，是需要分析的；即使解决了管理因素自身的缺陷，完全避免某些医疗差错也只是一种抽象的可能性。例如对疑难病症或不典型疾病的误诊。这类差错与人类的认识水平、医学现有水平相关，其本质是与医学所要解决问题的复杂性相比，人类认识能力不足，因此，将医疗差错的致因完全归结于管理，失之简单。[6]

（三）网状致因说

1. 致因的非线性联系

线状致因说描述的线性联系模式只符合一部分医疗差错的情况。根据美国有关方面的研究,医疗系统差错的复杂性要远远高于工业系统。医疗系统的工作对象是活体的人,其生理变化和病理变化中的相当一部分是难以预测甚至是无法模拟的;而工业系统的工作对象则是在完全掌握了设备机理的情况下,对其运行环节的各种情况准确测定的条件下进行的。

有学者对特护病房(ICU)的研究表明,如果每天 99.0% 的行为正确的话,则每天发生 1.7 个差错。这些差错有 1/5 是严重的或致命的。[7]

因此,从复杂性的程度而言,医疗差错的致因比工业差错严重得多,相当一部分医疗差错致因是复杂性问题,不是线状联系而是更为复杂的状态。

2. 网状致因

众多医疗差错的致因相互作用构成致因网,人的因素、物的因素和管理因素是致因网中的三大纲绳。其中人的因素发挥作用有两种情况:一是医务人员认知失真或技术失误,如经验不足而导致的误诊或操作不佳而导致的手术误伤脏器。二是由于医疗差错诱因的作用,使得医务人员的职业精神失范、技术操作失准而导致的差错。物的因素发挥作用有两种情况:一是医疗物质条件失能直接导致医疗差错发生,例如仪器设备故障导致的医疗差错。二是某种医疗差错诱因作用下,正常的医疗环境失衡,从而引发医疗差错的发生。如治疗环境嘈杂导致的医疗差错。管理因素是指管理失效,导致医疗差错。如人力资源配置不当,工作人员在超额工作状态下因疲惫而发生医疗差错。

网状致因之间的联系是多样的。从复杂性来看,有线性联系,也有非线性联系;从频度来看,其关系可以是必然联系也可以是偶然联系;从状态来看,其关系可以是横向的也可以是纵向的,可以是连接态也可以是中断态。从作用来看,致因网中不同成分可以是单独发挥影响,可以是配合发生作用;从地位来看,致因网中不同成分有的占据主导地位,有的扮演次要角色;有的是差错致因,有的是差错诱因。就总体而言,致因网构成复杂,但并不排斥其中包含有一些简单的类型。如某些意外事件导致医疗差错,在致因网中,表现为某个片段的联系。

三、诱因的理论探索

医疗差错诱因研究的意义在于揭示医疗差错的发生机制,因此,是医疗差错研究的关键。

(一) 概念和作用

所谓医疗差错诱因,是医疗差错的诱发因素或条件因素,其种类和性质都因人因事因时因地而有很大差异,表现形式复杂不定。医疗差错诱因的作用是激活医疗差错的致因并使其获得表达的机会,从而诱发医疗差错。

1993年某月某日,某医学院附属医院错将需动扁桃体摘除手术的5岁患儿刘某当作徐某做了心脏手术,并将为徐某备用的B型血输入了A型血的刘某体内,引起了严重的输血反应。这起严重的医疗差错的直接致因显然是没有坚持查对制度。医疗差错诱因的诱发作用在当时的情况下发生了关键作用:手术车车胎没有气了。

这个医疗设备的医疗差错诱因打乱了正常的工作程序,使医疗工作节奏失衡,人的因素和管理因素中不安全的成份被激活。如果当时没有这个医疗差错诱因的出现,人的因素和管理因素中不安全的成份即使存在,也没有表达的机会。因此,医疗差错的发生是差错致因与差错诱因相互作用的结果。

(二) 分布和关联

医疗差错人的诱因是最复杂也是数量最多的,如精神诱因:心理压力使得操作失误;认知诱因:诊疗或护理对象情况复杂,干扰医务人员正常思维;如疑难杂症、非典型表现病患的误诊误治等;人际关系诱因,如工作中配合失当导致医疗差错等等。医疗差错物的诱因来自仪器设备和医疗环境等的不良状态;如设备器械故障直接造成医疗差错或打乱正常工作节奏激发医疗差错;工作环境不良,外界干扰使得医务人员注意力分散诱发医疗差错等等。医疗差错管理诱因源自医院管理理念、制度、措施存在缺陷,如工作量控制偏差、岗位配置不当、激励机制无效、防范措施流于形式等等成为诱发医疗差错的因素。

医疗差错诱因是一个新的研究领域,有许多问题有待于探索:医疗差错的致因和诱因之间的关系、不同医疗差错诱因之间的关系、医疗差错诱因独立发生作用和耦合发生作用的条件、简单诱发模式和复杂诱发模式的发生机制、如何预防和处置医疗差错诱因等等。

四、管理的思路创新

（一）转换管理的理念

"杜绝医疗差错"这个理念存在的可考历史，在中国至少有 50 多年。为了实现这个理念，采用过各种行政的、经济的、组织的方法。上个世纪 80 年代以前，主要是行政奖励和责罚的方法，在这之后，主要是经济奖励和责罚的方法。

据《中华护理》杂志刊文介绍，20 世纪 50 年代，南京军区某医院内科的一位护士因三年零六个月没有发生任何差错受到了组织上的表彰。[8]《中国医刊》杂志 20 世纪 60 年代介绍了一位药房工作人员从 50 年代开始，连续 8 年没有发生过差错事故，成为先进人物。[9]

据不完全统计，像这样介绍"杜绝和消灭医疗差错"的先进事迹和人物的文献，20 世纪 50~60 年代有 70 多篇。在 80 年代以后，运用经济奖励或责罚处置医疗差错，已经成为普遍的手段。美国人克劳斯比"零缺点"管理理论传入中国后，杜绝医疗差错的提法转变为"零差错、零投诉、零纠纷"。甚至还有将"三零"扩展成为"四零"、"五零"的。

据 2006 年 4 月 14 日《大众日报》报道，某省卫生厅 2006 年 4 月 12 日出台了《某省医院护理服务质量基本标准（试行）》，提出以"实现护患关系零距离、护理质量零差错、护理技术零缺陷、护理服务零投诉"为总体目标。

"杜绝医疗差错"，是一种没有得到严格理论审查的可疑的管理理念。这种理念在本体论上忽略医疗差错致因和发生机制的复杂性，在认识论上对医学认识能力有限性的评估不足，在方法论上主张惩罚差错。半个世纪过去了，人们塑造先进，作为杜绝医疗差错的示范，人们罚款扣薪，作为对发生医疗差错的惩戒。可是，我们可曾杜绝了医疗差错？

将"杜绝医疗差错"的理念转换为"防范和减少医疗差错"十分重要。医疗差错管理的本体论依据是：杜绝差错是难以做到的，差错管理的重点应该是"防范和减少医疗差错"；认识论上要分清哪些医疗差错是可以预见的，哪些医疗差错是不可预见的；在可预见的医疗差错中，分清哪些医疗差错是现实的可预见性差错(在现有医学条件下,可以预见的医疗差错),哪些是抽象的可预见性差错(在现有的医疗条件下,难以预见的医疗差错)。在方法论上要深入研究差错致因机制,更新医疗差错管理措施,制订医疗差错管理的科学目标:减少可预见性的医疗差错,防范不可预见性的医疗差错;尽量降低现实的可预见性差错,特别是产生严重不良后果的医疗差错的发生率;保证医疗安全的水平维持在较高的水平之上。

(二)深化管理研究

重视致因研究。对医疗差错致因的认识决定对医疗差错管理的水平。目前,医疗差错致因缺乏系统研究,明显制约着对医疗差错的控制和管理。过去的几十年,尽管"提高责任心,严格执行规章制度"的措施始终在坚持中,但医疗差错高发的状况没有改变。循因防治才有成效。对医疗差错致因进行深入研究刻不容缓。

重视诱因研究。相当一部分医疗差错是差错致因和差错诱因相互作用的结果。医疗差错诱因是构成医疗差错发生链条的重要环节,因此,必须针对不同医疗差错诱因的特征和性质制定防范措施,从而斩断医疗差错的发生链。

重视系统研究。医疗差错的致因是多层次的。差错的直接原因是人的不安全因素和物的不安全状态,当人的不安全行为运动的轨迹与物的不安全状态运动的轨迹交叉,差错就会发生。差错的间接原因是环境因素的诱发,人和物的运动都是在环境中进行的,外界的诱因往往是医疗差错发生的条件。管理失误是差错产生的重要原因,有的情况下起决定作用。从改进管理做起是减少医疗差错的重要举措。

注释:

[1] 刘劲松:《医疗事故的民事责任》,北京:北京医科大学出版社,2000年,第8页
[2] 张玉江:《我是怎样杜绝差错事故的》,《中国医刊》,1966年第5期,第2页
[3] 申小梅,张振清:《586起护理差错的原因及其防范对策》,《家庭护士》,2006年第4卷第1期,第8页
[4] 许江涛,蔡昭和:《门诊药房差错事故的心理学分析和对策》,《海峡药学》,2006年第18卷第2期,第176页
[5] 胡宝佳译自 *Scrip*, August, 2004, 25.4, 载《上海医药》,2004年第25卷第12期,第558页
[6] Millenson ML. *Demanding medical excellence*. Chicago: The University of Chicago Press, 1997

[7] Leape L. L. *Error in medicine*. JAMA,1997.272:1851~1857
[8] 展鹏:《三年零六个月没有发生护理差错》,《中华护理杂志》,1957年第1卷第7期,第23页
[9] 张玉江:《我是怎样杜绝差错事故的》,《中国医刊》,1966年第5期,第2页

参考书目

A

岸也雄三著，吕彦节译:《希波克拉底养生法》，北京:人民体育出版社，1984

艾钢阳:《医学论》，北京:科学出版社，1986

Applewhite, E. J. Paradise Mislaid: Birth, Death & The Human Predicament Of Being Biological. St. Martin's Press, New York, 1991

阿尔贝特·史怀哲著，陈泽环译:《敬畏生命》，上海:上海社会科学出版社，1992

埃尔温·薛定谔著，罗来鸥、罗辽复译:《生命是什么》，长沙:湖南科学技术出版社，2007

B

Berkeley. Aging, death, and human longevity: a philosophical inquiry. University of California Press, 2003

C

陈在嘉:《临床冠心病学》，北京:人民军医出版社，1984

车文博:《意识与无意识》，沈阳:辽宁人民出版社，1987

陈仲庚:《人格心理学》，沈阳:辽宁人民出版社，1987年

Conner, S. Postmodernist Culture. New York: Basil Blackwell, 1989

陈永胜:《导引人生——心理卫生学》，济南:山东教育出版社，1992

陈常召等:《疾病学原理》，北京:中国医药科技出版社，1995

蔡宏道:《现代环境卫生学》，北京:人民卫生出版社，1995

陈竺，强伯勤，方福德主编:《基因组科学与人类疾病》，北京:科学出版社，2001

陈宜张著:《探索脑科学的英才——从灵魂到分子之路》，上海:上海教

育出版社,2009

D

达尔文著,潘光旦,胡寿文译:《人类的由来》,北京:商务印书馆,1983

Durbin, Paul T. Dictionary of Concepts in the Philosophy of Science. New York: Greenwood Press, 1988.

杜平等:《现代临床病毒学》,北京:人民军医出版社,1991

董砚虎,钱荣立:《糖尿病及其并发症的当代治疗》,济南:山东科技出版社,1994

杜治政:《医学伦理学探新》,郑州:河南医科大学出版社,2000

杜非著,张大庆等译:《从体液论到医学科学》,青岛:青岛出版社,2000

道格拉斯·斯塔尔著,罗卫芳,郭树人译:《血——一种神气液体的传奇史诗》,海口:海南出版社,2001

段志光主编:《医学创新的轨迹》,北京:中国协和医科大学出版社,2009

杜治政主编:《守住医学的疆界》,北京:中国协和医科大学出版社,2009

E

Eugene. P. Odum 著,孙儒永等译:《生态学基础》,北京:人民教育出版社,1981

Eagleton, Tery. The Illusions of Postmodernism. Blackwell Publishers Inc, 1997

恩格尔哈特著,范瑞平译:《生命伦理学的基础》,北京:北京大学出版社,2006

F

方圻:《现代内科学》,北京:人民军医出版社,1984

弗洛伊德著,林尘译:《弗洛伊德后期著作选》,上海:上海译文出版社,1986

弗洛姆著,孙恺祥译:《健全的社会》,北京:中国文联出版公司,1988

弗朗西斯·克里克著,汪云九,齐翔林,吴新年,曾晓东等译:《惊人的假说》,长沙:湖南科学技术出版社,1998

F. D. 沃林斯基著,孙牧红等译:《健康社会学》,北京:社会文献出版

社,1999

冯显威主编:《医学科学技术哲学》,北京:人民卫生出版社,2002

Frank P G. Einstein, mach and logical positivism. In: paul arthur schilpped. Albert Einstein: philosopher-scientist. New York, Tudor Publishing. 1993

F. Cramer. Chaos and Order, The Complex Structure of Living Systems. VCH, New York, 1993

费迪南·菲尔曼著,李建民译:《生命哲学》,北京:华夏出版社,2000

菲利普·亚当,克洛迪娜·赫尔兹里奇著,王吉会译:《疾病与医学社会学》,天津:天津人民出版社,2005

G

高士宗:《黄帝素问直解》,北京:科学技术出版社,1982

耿贯一主编:《流行病学》,北京:人民卫生出版社,1996

顾鸣敏,张君慧,王鸿利:《医学导论》,上海:上海科学技术文献出版社,2001

高玉祥著:《个性心理学》,北京:北京师范大学出版社,2002

H

Habermas. Postmetaphysical Thinking. Cambridge: Polity, Press, 1992

韩仲岩:《脑神经病治疗学》,上海:上海科学技术出版社,1993

何兆雄著:《自杀病学》,北京:中国中医药出版社,1997

黄丽,罗健:《肿瘤心理治疗》,北京:人民卫生出版社,2000

胡文耕:《生物学哲学》,北京:中国社会科学出版社,2002

Holmes Rolston 著,范岱年,陈养惠译:《基因、创世纪和上帝》,长沙:湖南科学技术出版社,2003

贺达人编著:《医学科技哲学导论》,北京:高等教育出版社,2005

霍涌泉著:《意识心理学》,上海:上海教育出版社,2006

何裕民主编:《医学哲学的审视》,北京:中国协和医科大学出版社,2009

亨利·西格里斯特著,秦传安译:《疾病的文化史》,北京:中央编译出版社,2009

J

冀中等:《医学模式》,北京:北京医科大学、中国协和医科大学联合出版社,1991

姜学林:.《医疗语言学初论》,北京:中国医药科技出版社,1998

加兰·E·艾伦著,田名译:《20世纪的生命科学史》,上海,复旦大学出版社,2000

Jerry. M. Burger 著,陈会昌主译校:《人格心理学》,北京:中国轻工业出版社,2000

姜学林,李晓波,郁申华:《患者学》,上海:第二军医大学出版社,2007

K

卡斯蒂廖尼著,程之范主译:《医学史》,桂林:广西师范大学出版社,2003

肯尼斯·F·基普尔主编,张大庆主译:《剑桥人类疾病史》,上海:上海科技教育出版社,2007

坎德尔著,罗跃嘉等译:《追寻记忆的痕迹:2000年诺贝尔奖得主坎德尔的探索之旅》,北京:中国轻工业出版社,2007

L

刘长林:《〈内经〉的哲学和中医学的方法》,北京:科学出版社,1982

洛伊斯·玛格纳著,李难等译:《生命科学史》,武汉:华中工学院出版社,1985

刘正纾:《医学哲学概论——医学的主体、客体与整体》,北京:中国科技出版社,1991

李连科:《哲学价值论》,北京:中国人民大学出版社,1991

李心天:《医学心理学》,北京:人民卫生出版社,1992

刘振华,陈晓红:《误诊学》,济南:山东科技出版社,1993

梁扩寰:《肝脏病学》,北京:人民卫生出版社,1995

李宗明:《临床症状鉴别学》,上海:上海科技出版社,1995

L. M. Loring. Two Kinds Value. London: Routledge and Kegan Paul,1996

罗杰·彭罗斯著,许明贤,吴忠超译:《皇帝的新脑》,长沙:湖南科学技术出版社,1996

罗姆·哈瑞著,邱仁宗译:《科学哲学导论》,沈阳:辽宁教育出版社,1998

罗伯特·温伯格《细胞叛逆者——癌症的起源》,上海:上海科学技术出版社,1999

刘虹编著:《医学辩证法概论》,南京:南京出版社,2000

罗伊·波特著,张大庆等译:《剑桥医学史》,长春:吉林人民出版社,2000

罗伯特·H·弗莱彻等著,周惠民主译:《医学的证据》,青岛:青岛出版社,2000

李经纬主编:《中国医学通史》(古代卷),北京:人民卫生出版社,2000

林果为,沈福民:《现代临床流行病学》,上海:复旦大学出版社,2000

李生斌著:《人类 DNA 遗传标记》,北京:人民卫生出版社,2000

刘劲松著:《医疗事故的民事责任》,北京:北京医科大学出版社,2000

李传俊,徐国桓,赵兴烈主编:《高科技与医学人文》,广州:广东人民出版社,2001

L. A. 珀文著,周榕等译:《人格科学》,上海:华东师范大学出版社,2001

李永生:《临床医学语言艺术》,北京:人民军医出版社,2001

理查德·扎克斯著,李斯译:《西方文明的另类历史》,海口:海南出版社,2002

刘虹,张宗明,林辉:《医学哲学》,南京:东南大学出版社,2004

罗斯著,邱谨译:《论死亡和濒临死亡》,广州:广东经济出版社,2005

理查德·谢弗著:《社会学与生活》,北京:世界图书出版公司,2006

李建会:《生命科学哲学》,北京:北京师范大学出版社,2006

李金亭,段红英主编:《现代生命科学导论》,北京:科学出版社,2009

李文雍,陈乃富主编:《生命与生命科学》,合肥:合肥工业大学出版社,2009

M

Mark Blity. Heidegger's Being and Time and the Possibility of Political Philosophy. Cornell University Press,1981

米歇尔·福柯著,刘北成译:《临床医学的诞生》,南京:译林出版社,2001

妙真:《伪气功与"特异功能内幕大曝光"》,北京:外文出版社,2001

迈克·西姆斯著,周继南译:《亚当之脐》,北京:九州出版社,2006

N

努兰著,林文斌译:《生命的脸》,海口:海南出版社,2002

P

彭瑞聪主编:《医学辩证法》,北京:人民卫生出版社,1990

裴新澍:《生物进化控制论》,北京:科学出版社,1998

Phillip L. Rice 著,胡佩诚等译:《健康心理学》,北京:中国轻工业出版社,2000

Q

邱仁宗等:《医学的思维和方法》,北京:人民卫生出版社,1985

邱鸿钟著:《医学与人类文化》,长沙:湖南科学技术出版社,1993

邱仁宗著:《病人的权利》,北京:北京医科大学、中国协和医科大学联合出版社,1996

R

任应秋,刘长林主编:《〈内经〉研究论丛》,武汉:湖北人民出版社,1982

R. M. 尼斯,C. C. 威廉斯著,易凡,禹宽平译:《我们为什么会生病》,长沙:湖南科学技术出版社,1998

任高,陆再英:《内科学》,北京:人民卫生出版社,2002

S

S. Kierkegaard. Fear and Trembling. Princeton University Press,1983

如元翼,龚纯主编:《医史学》,武汉:湖北科技出版社,1988

孙慕义等主编:《医院伦理学》,哈尔滨:黑龙江教育出版社,1996

Searle J. R. How to study consciousness scientifically. Phil Trans R Sos Lond B,1998,335:1935-1942

孙慕义:《后现代卫生经济伦理学》,北京:人民出版社,1999

孙慕义等编著:《医学大法学》,成都:西南交通大学出版社,1999

孙慕义,徐道喜,邵永生主编:《新生命伦理学》,南京:东南大学出版社,2003

苏珊·桑塔格著,程巍译:《疾病的隐喻》,上海:上海译文出版社,2003

汤笑著:《死亡心理探秘》,北京:中国城市出版社,2003年

桑塔格著,陈巍译:《疾病的隐喻》,上海:上海译文出版社,2007

沈显生主编:《生命科学概论》,北京:科学出版社,2007

苏珊·格林菲尔德著,杨雄里等译:《人脑之谜》,上海:上海世纪出版集团,2008

T

T. S. 库恩著,李宝恒等译:《科学革命的结构》,上海:上海科学技术出版社,1980

汤钊猷:《现代肿瘤学》,上海:上海医科大学出版社,1993

图斯姆著,邱鸿钟译:《病患的意义》,青岛:青岛出版社,1999

汤钊猷:《肝癌漫话》,长沙:湖南教育出版社,1999

V

Virgil, Hinshaw J R. Einstein's social philosophy. See (1):p658

W

W. V. Quine. Word and Object. Cambridge:The MIT Press,1960

王玉辛:《医学科学方法概论》,北京:人民卫生出版社,1986

威克科克斯,苏顿著,严平译:《死亡与垂死》,北京:光明日报出版社,1990

王金道,刘勇,郭念锋主编:《临床疾病心理学》,北京:北京师范大学出版社,1993

威廉·卡尔文著,杨雄里,梁培基译:《大脑如何思维——智力演化的今昔》,上海:上海科学技术出版社,1996

Willem B. Dress. Religion, Science, and Naturalism. Cambridge:Cambridge University Press,1997

吴兴主编:《医学科学技术概论》,北京:民族出版社,1997

吴阶平,裘法祖:《黄家驷外科学》,北京:人民卫生出版社,2000

威廉·科尔蔓著,严晴燕译:《19世纪的生物学和人学》,上海:复旦大学出版社,2000

威廉·F·拜纳姆著,曹珍粉译:《19世纪医学科学史》,上海:复旦大学出版社,2000

威廉·科克汉姆著,杨辉等译:《医学社会学》,北京:华夏出版社,2000

文历阳主编:《医学导论》,北京:人民卫生出版社,2001

威廉·哈维著,凌大好译:《心血运动论》,西安:陕西人民出版社,2001

W.C.丹皮尔著,李珩译:《科学史》,桂林:广西师范大学出版社,2001

卫正勋编著:《论诺贝尔医学奖获得者的思维方法》,北京:人民卫生出版社,2002

王云久,杨玉芳等著:《意识与大脑》,北京:人民出版社,2003

王雯,刘奇主编:《整体护理观中的哲学思维》,北京:中国科学技术出版社,2004

吴庆余编著:《基础生命科学》(第2版),北京:高等教育出版社,2006

王一方:《医学是科学吗》,桂林:广西师范大学出版社,2008

王一方,赵明杰主编:《医学人文的呼唤》,北京:中国协和医科大学出版社,2009

X

哈尔滨医科大学医史学教研室译:《希波克拉底箴言》,北京:光明日报出版社,1989年

赵洪均,武彭鹏译:《希波克拉底文集》,合肥:安徽科技出版社,1990

薛公忱主编:《中医文化溯源》,南京:南京出版社,1993

徐忠,周慕英:《实用黄疸病学》,北京:中国医药科技出版社,1995

薛广波:《现代疾病预防学》,北京:人民军医出版社,1996

薛公忱主编:《医中儒道佛》,北京:中医古籍出版社,1999

谢启文:《行为医学概论》,上海:上海医科大学出版社,1999

许尔文·努兰著,杨逸鸿等译:《蛇杖的传人——西方名医列传》,上海:上海人民出版社,1999

谢华编著:《黄帝内经》,北京:中医古籍出版社,2000

肖峰著:《论科学与人文的当代融通》,南京:江苏人民出版社,2001

Y

元文玮:《医学辩证法》,北京:人民出版社,1982
亚·沃尔夫著,周昌宗译:《16、17世纪科学、技术和哲学史》,北京:商务印书馆,1985
颜成文:《医学辩证法》,北京:人民卫生出版社,1988
叶任高,沈清瑞:《肾脏病诊断与治疗学》,北京:人民卫生出版社,1994
姚芳传:《情感性精神障碍》,长沙:湖南科学技术出版社,1998
余凤高著:《呻吟中的思索》,济南:山东画报出版社,1999
扬启光编著:《文化哲学导论》,广州:暨南大学出版社,1999
余凤高著:《解剖刀下的风景》,济南:山东画报出版社,2000
约翰·H·布鲁克著,苏贤贵译:《科学与宗教》,上海:复旦大学出版社,2000
雅·布伦洛斯基著,李斯译:《科学进化史》,海口:海南出版社,2002
叶金编著:《人类瘟疫报告》,福州:海峡文艺出版社,2003
耶尔格·布勒希著,张志成译:《疾病发明者》,海口:南海出版公司,2006
约翰·塞尔著,刘叶涛译:《意识的奥秘》,南京:南京大学出版社,2009

Z

赵功民:《遗传学与社会》,沈阳:辽宁人民出版社,1986
周辅成编:《西方伦理学名著选》,北京:商务印书馆,1987
张维耀著:《中医的现代与未来》,天津:天津科学技术出版社,1994
朱明德:《临床治疗学》,上海:上海科技出版社,1994
张瑞钧,孙洪元:《中医学与整体功能状态》,北京:国防工业出版社,1995
赵寿元等:《人类遗传学概论》,上海:复旦大学出版社,1996
张之南等:《内科疑难病诊断》,北京:北京医科大学、中国协和医科大学联合出版社,1997
曾文星:《华人的心理与治疗》,北京:北京医科大学、中国协和医科大学联合出版社,1997

翟书涛,扬德森:《人格形成与人格障碍》,长沙:湖南科学技术出版社,1998

扬德森,李凌江:《行为医学》,长沙:湖南科学技术出版社,1998

张剑光著:《三千年疫情》,南昌:江西高校出版社,1998

张岩波,郑建中,王洪奇:《医学与人文》,北京:当代中国出版社,2004

钟明华,吴素香:《医学与人文》,广州:广东人民出版社,2006